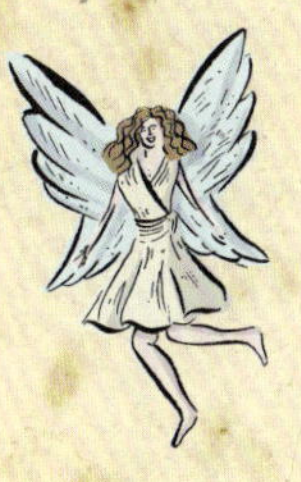

Magische Kräuter

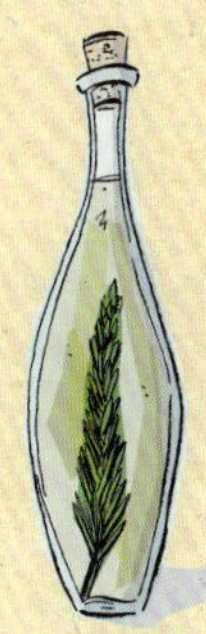

Widmung

Ich danke meiner Mutter, die mich in die Geheimnisse der Natur eingeweiht hat. Sie versorgte mich mit frischen und getrockneten Kräutern aus ihrem eigenen Garten, als ich in einem kleinen Appartement in Dublin wohnte. Einige der Rezepte aus Kapitel 7 sind aus dem entstanden, was sie mir beigebracht hat.
Dieses Buch ist für dich!

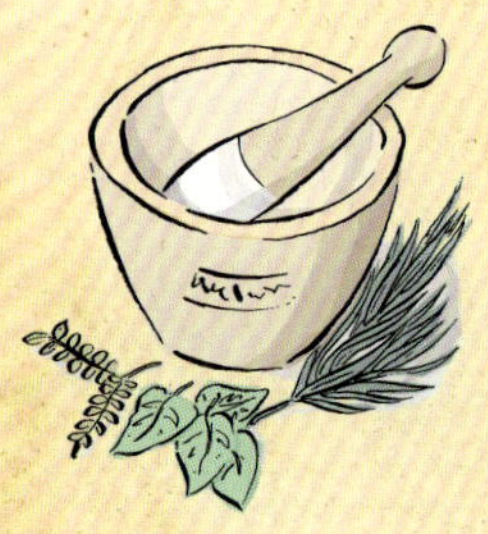

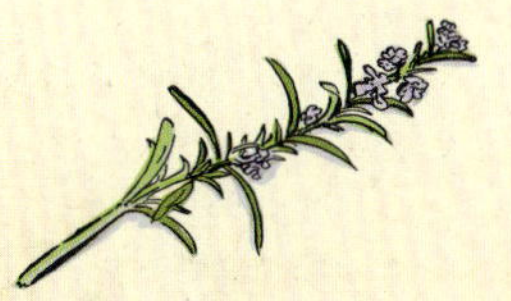

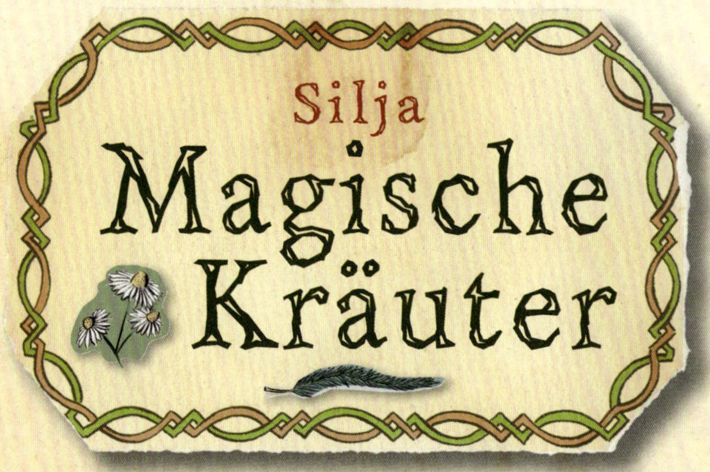

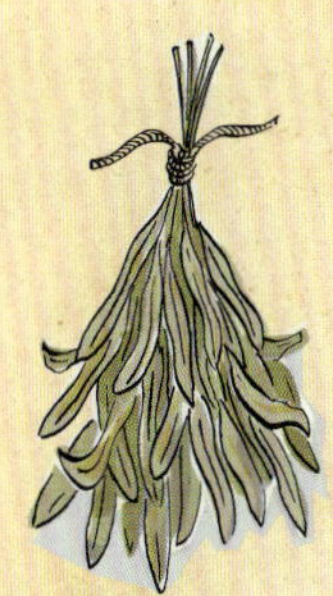

☆ 52 magische Kräuter ☆

☆ Hexenrituale ☆

☆ Zaubersprüche ☆

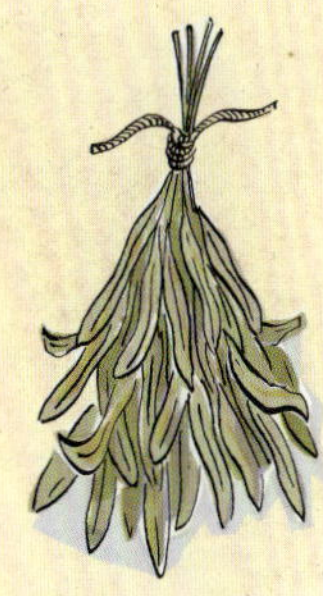

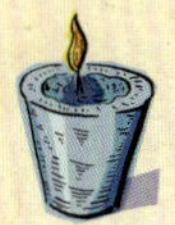
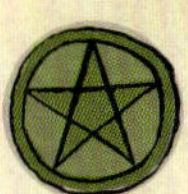
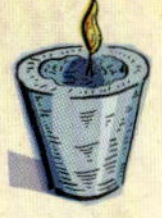

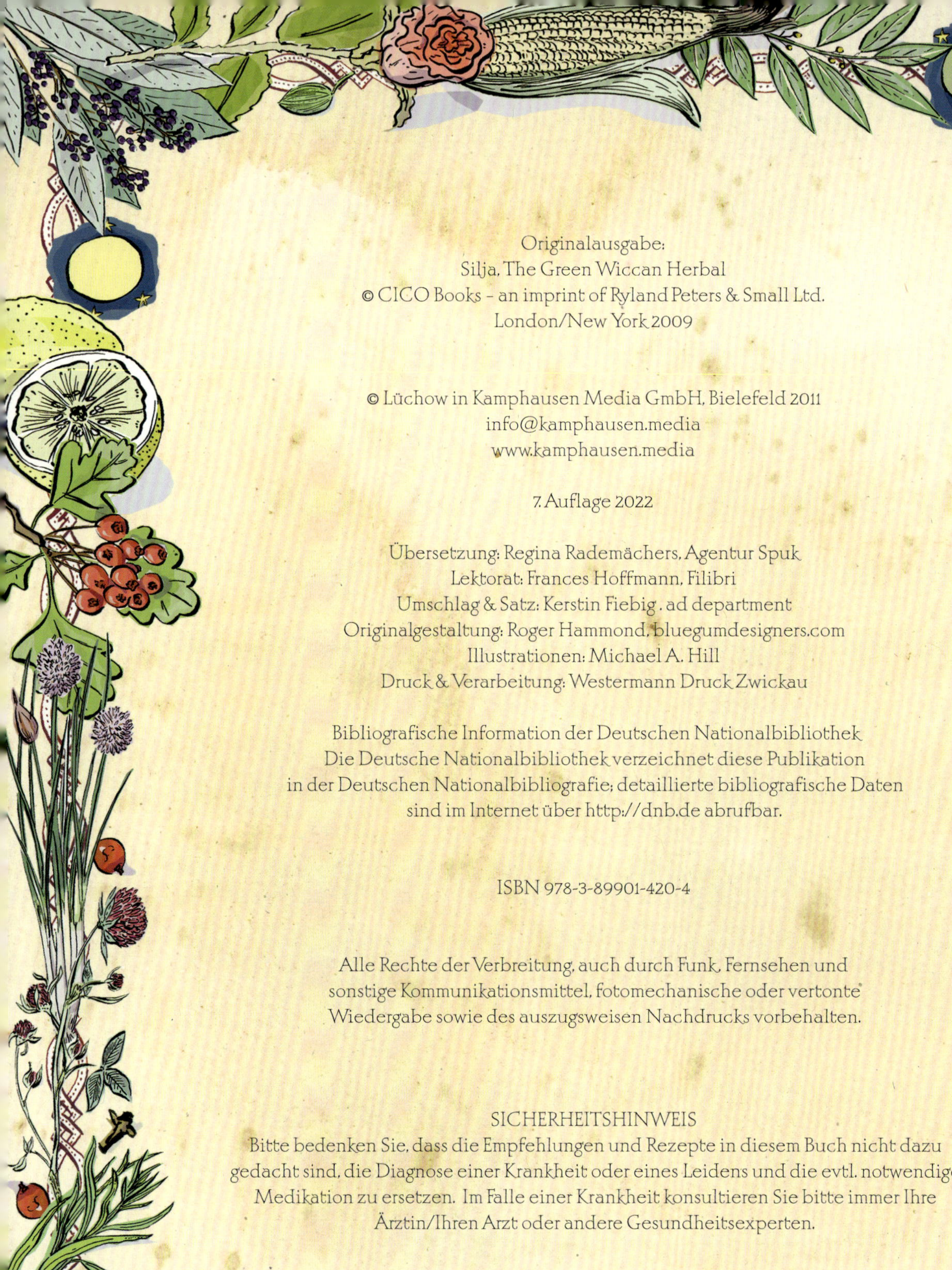

Originalausgabe:
Silja, The Green Wiccan Herbal

info@kamphausen.media
www.kamphausen.media

7. Auflage 2022

Übersetzung: Regina Rademächers, Agentur Spuk
Lektorat: Frances Hoffmann, Filibri
Umschlag & Satz: Kerstin Fiebig . ad department
Originalgestaltung: Roger Hammond, bluegumdesigners.com
Illustrationen: Michael A. Hill
Druck & Verarbeitung: Westermann Druck Zwickau

Bibliografische Information der Deutschen Nationalbibliothek
Die Deutsche Nationalbibliothek verzeichnet diese Publikation
in der Deutschen Nationalbibliografie; detaillierte bibliografische Daten
sind im Internet über http://dnb.de abrufbar.

ISBN 978-3-89901-420-4

SICHERHEITSHINWEIS

Bitte bedenken Sie, dass die Empfehlungen und Rezepte in diesem Buch nicht dazu gedacht sind, die Diagnose einer Krankheit oder eines Leidens und die evtl. notwendige Medikation zu ersetzen. Im Falle einer Krankheit konsultieren Sie bitte immer Ihre Ärztin/Ihren Arzt oder andere Gesundheitsexperten.

INHALT

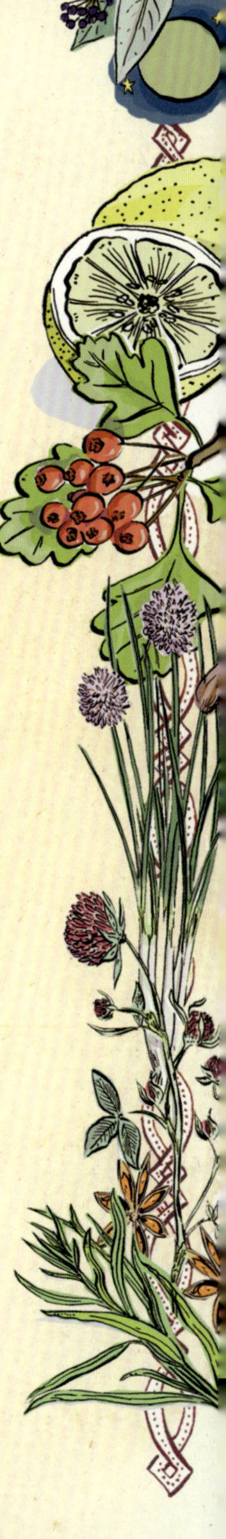

Einführung

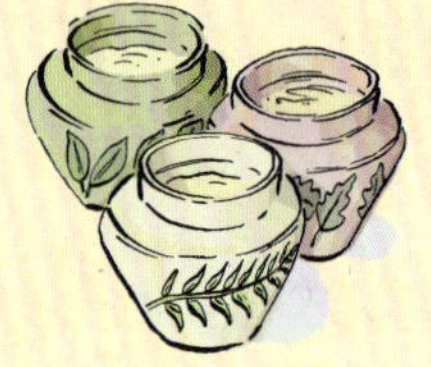

Es hat mir viel Freude bereitet, dieses Kräuterbuch zu schreiben, denn ich liebe Kräuter und sie sind mir – als Hexe, aber auch als Hausfrau und Mutter – äußerst hilfreich. Ich bin froh, dass ich etwas von meinem Wissen über diese kleinen Kraftpakete weitergeben kann.

Ich kann nicht mehr genau sagen, ab wann ich begann, mich für Kräuter zu interessieren. Ich denke, es liegt mir im Blut und daran, wie ich aufgewachsen bin. Als ich noch klein war, arbeiteten meine Eltern beide von zu Hause aus und wir hatten einen großen Garten, in dem meine Mutter Gemüse und Kräuter anpflanzte, denn damals hatten wir nicht besonders viel Geld. Auch ich hatte meinen eigenen kleinen Garten, und als kleines Mädchen ließ ich dort vor allem Blumen wachsen. Ich hatte immer eine Schwäche für alle Minzesorten, vor allem für Pfefferminze (das ergibt so einen erfrischenden Tee) und Zitronella (um das Ungeziefer in lauen Sommernächten im Freien fernzuhalten). Mit dem Anbau eigener Kräuter und anderer Lebensmittel haben wir damals nicht nur Geld gespart, sondern konnten auch im Einklang mit der Natur leben, saisonales Gemüse essen und kleinere Erkrankungen mit Kräutertees behandeln, die meine Mutter zusammenstellte, indem sie Pflanzen im Garten und am Wegesrand sammelte und trocknete.

Ich war nie ein Freund scharfer Gerichte – sehr zur Enttäuschung meines Mannes –, aber ich liebe schmackhafte Kräuter. Das rührt sicher von meiner Kindheit her. Sogar ein langweiliges Butterbrot oder ein einfacher Joghurt wird zu etwas Besonderem und Magischem, wenn man ein paar Kräuter hinzufügt. Das habe ich von meiner Mutter gelernt. Sie ist die erste Küchenhexe, der ich begegnet bin – auch wenn sie sich nie so bezeichnen würde und auch nicht dem Wicca-Glauben angehört. Sie ist nur eine weise Frau – im Einklang mit allem um sie herum.

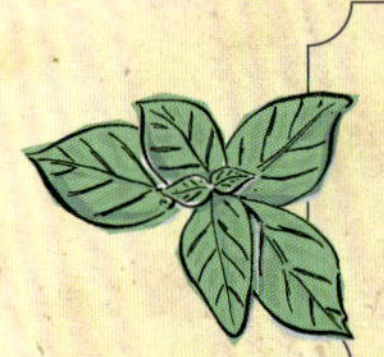

Chinesisches Sprichwort

"Lieber Kräuter zum Abendessen, als ein gemästeter Ochse dort, wo Hass regiert."

Später zog ich nach Dublin, um aufs College zu gehen. Dort wohnte ich in einem Ein-Zimmer-Appartement – mit nur wenig Platz, um irgendetwas zu pflanzen. So wenig Platz und dazu noch vier Katzen (sie kamen aus dem Tierschutz und ich konnte nur schwer 'Nein' sagen), da war es schwierig, eigene Kräuter zu ziehen. Aber meine Mutter versorgte mich regelmäßig, und als ich mich dann für den Wicca-Glauben zu interessieren begann, gingen die Mitglieder meines Covens* und ich oft hinaus aufs Land, um Rituale an abgeschiedenen Orten abzuhalten und auch einige Kräuter und heilige Pflanzen am Wegesrand zu sammeln. Magische Kräuter werden oft während der Rituale beim nächtlichen Hexensabbat und auch beim anschließenden gemeinsamen Essen angeboten. Jedenfalls war ich sehr froh, als ich schließlich mit meiner Familie in ein schönes Haus mit einem großen Garten zog. Jetzt kann ich meine eigenen Zauberkräuter pflanzen, meinen Kindern etwas über Mutter Natur beibringen, und ich habe auch noch genügend Platz, zu experimentieren. Dieses Jahr versuche ich es mit einigen Hochbeeten, um zu sehen, ob die verbesserte Drainage und der wärmere Boden dem Wachstum meiner Kräuter förderlich sind.

*Hexenzirkel: ein Arbeits- und Anbetungskreis.

Einem Buch sind immer gewisse Grenzen gesetzt in dem, welche Bereiche es abdecken und welche Informationen es bieten kann – mit jedem der folgenden Kapitel könnte man ein eigenes Buch füllen: Es gibt so viel zu sagen über magische Kräuter, ihren Anbau und ihre Mythologie. Ich könnte auch eine ganze Buchreihe nur mit Zaubersprüchen füllen, so viele kenne ich. Aber ich bin recht zuversichtlich, dass ich hier eine ausgewogene Mischung von Kräuterwissen zusammengestellt habe und nicht nur einen Teil meines Wissens vermittle, sondern Sie auch dazu ermutige, Ihr eigenes Wissen zu erweitern und die eigenen Zauberkräfte, die Intuition und die Nähe zur Natur zu entwickeln. Ich hoffe, es macht Ihnen genauso viel Spaß, dieses Buch zu lesen, wie es mir Freude gemacht hat, es zu schreiben.

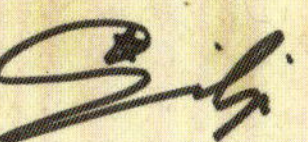

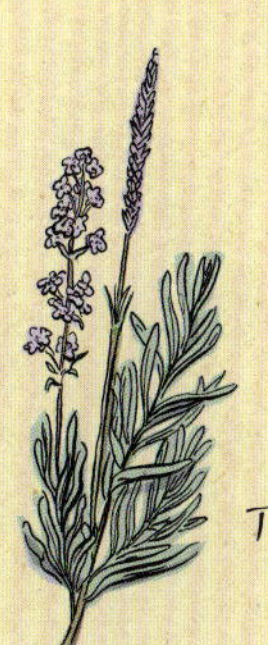

"Lavender is for lovers true,
Which evermore be faine;
Desiring always for to have
Some pleasure for their paine:
And when that they obtained have
The love that they require
Then have they all their perfect joie
And quenched is the fire."
Clement Robinson

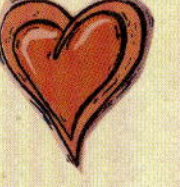

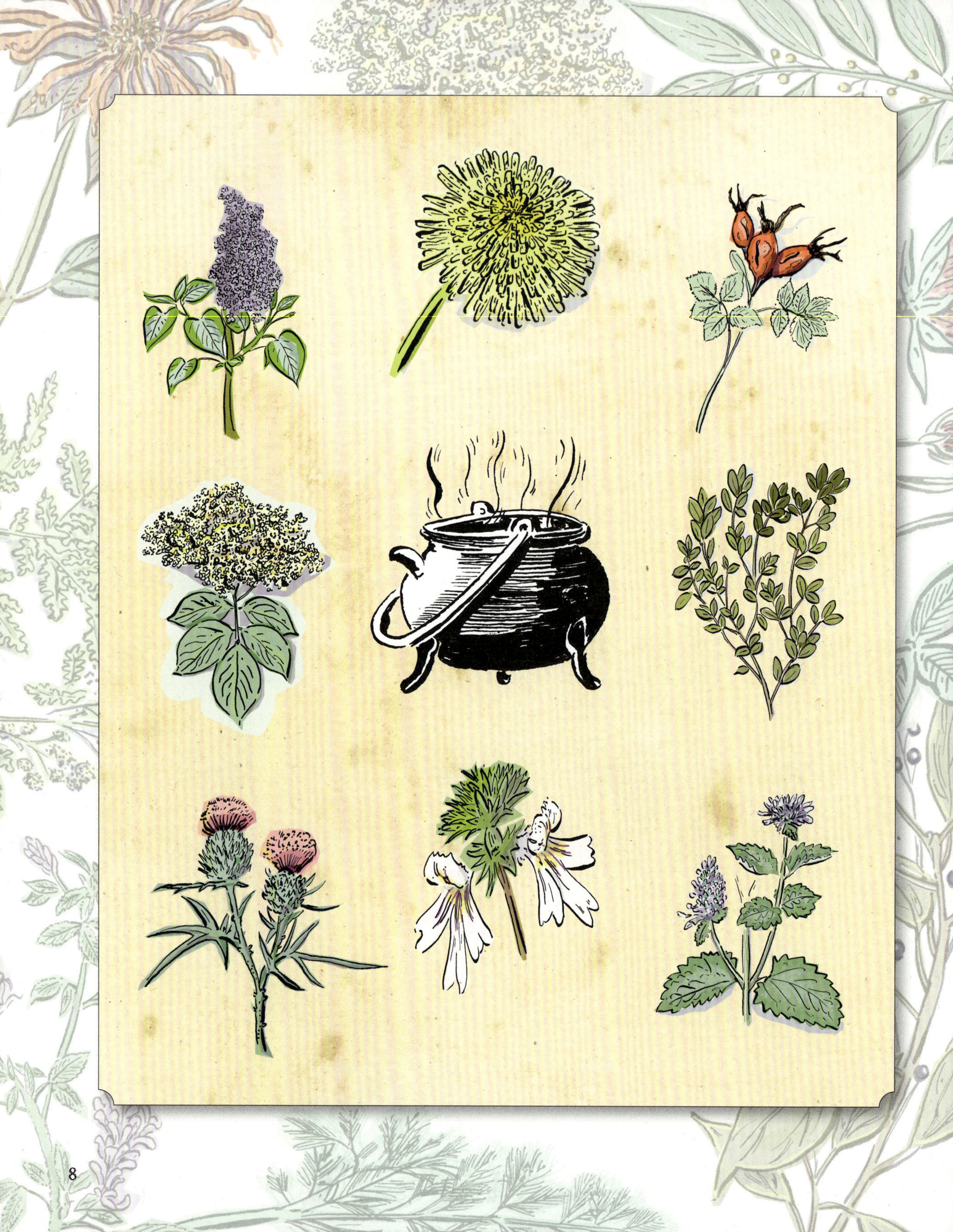

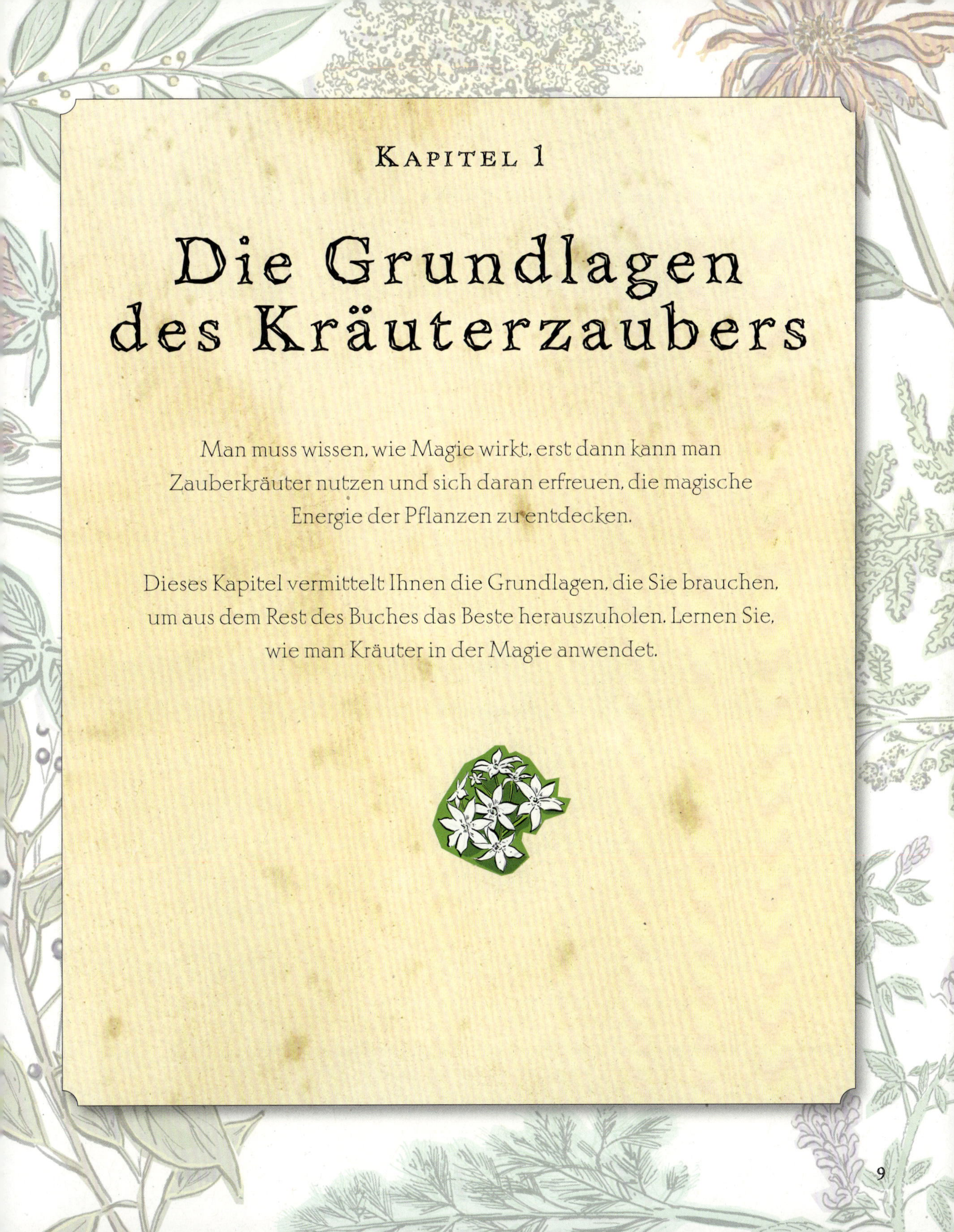

Kapitel 1

Die Grundlagen des Kräuterzaubers

Man muss wissen, wie Magie wirkt, erst dann kann man Zauberkräuter nutzen und sich daran erfreuen, die magische Energie der Pflanzen zu entdecken.

Dieses Kapitel vermittelt Ihnen die Grundlagen, die Sie brauchen, um aus dem Rest des Buches das Beste herauszuholen. Lernen Sie, wie man Kräuter in der Magie anwendet.

Magische Theorie: Wie und warum Magie wirkt

Ich fange gleich mit den schlechten Nachrichten an: Zauber wirkt nicht immer. Weil die Zauberei nur die Wahrscheinlichkeit verändert, bedeutet das, dass man nicht zu 100 % erfolgreich sein wird, auch wenn man eine erfahrene Hexe ist. Ein Beispiel: Sie wirken einen Zauber, um in der Lotterie zu gewinnen. Dann verdoppelt sich vielleicht Ihre Chance, aber die Wahrscheinlichkeit ist prozentual gesehen immer noch sehr gering. Aber wenn Sie einer von dreien sind, die sich für einen Job bewerben, und Sie machen einen Zauberspruch, um diese Stelle zu bekommen, dann bedeutet eine Verdopplung der Chance für Sie, dass Sie mit Ihrer Bewerbung weit vorn liegen! Zauberei arbeitet im Wesentlichen mit der Energie des Universums, um Wahrscheinlichkeiten zu beeinflussen. Kräuter, Farben und Kristalle zum Beispiel helfen dadurch, dass sie eine eigene magische Energie besitzen, aber Sie selbst sind das wichtigste Element. Wenn ein Zauberspruch also nicht hilft, dann betrachten Sie alle Aspekte: Haben Sie einen guten Grund für den Spruch oder waren Sie selbstsüchtig? War das Kraut, das Sie benutzt haben, frisch und kraftvoll, oder war es muffig und hatte wenig magische Energie, weil es vielleicht neben der Autobahn wuchs und von Abgasen vergiftet war? Vielleicht müssen Sie auch die Farben der Kerzen, die Sie benutzt haben, ändern oder den Zauberspruch erweitern, indem Sie um die Unterstützung der Gottheit bitten, die zu diesem Zauberspruch gehört (Eros für die Liebe, Brigit für die Mutterschaft, Ceres für die Weisheit). Vielleicht waren Sie auch zu verbissen dabei, die Zaubersprüche dieses Buches auszuprobieren, und Sie haben zu viele Zauber auf einmal versucht. Dann wird Ihre eigene Magie zu dünn, zu kraftlos. Bedenken Sie auch, dass der Zauberspruch vielleicht gewirkt hat, und Sie es noch gar nicht bemerkt haben, denn Sie sind gar nicht offen für die Möglichkeit, dass der Briefträger Ihr neuer Liebhaber sein könnte! Oder der Zauberspruch wirkt, braucht aber noch einige Zeit, um sich zu zeigen: Wenn Sie einen Zauber für mehr Geld gemacht haben, dann hat Ihr Chef Sie vielleicht schon für eine Beförderung vorgeschlagen, wovon Sie nur noch nichts wissen.

Denken Sie an den Song von Garth Brooks: „Manchmal danke ich dem Herrn für nicht erhörte Gebete." Vielleicht funktioniert Ihr Zauber nicht, weil es für Sie zu diesem Zeitpunkt in Ihrem Leben nicht richtig wäre, umzuziehen oder eine neue Beziehung zu beginnen – und nicht, weil Sie beim Zauberspruch etwas falsch gemacht haben.

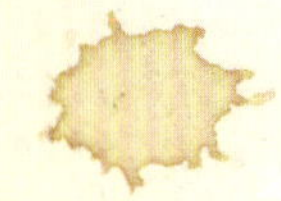

Magie und Ethik (Schwarze & Weiße Magie)

Angehörige des Wicca-Glaubens wurden oft beschuldigt, unmoralisch zu sein, denn im Gegensatz zu den meisten Haupt-Religionen glauben wir nicht daran, dass der Körper oder die Erde böse oder sündig sei. In einem bekannten Gedicht, „Das Gebot der Göttin", heißt es in einer Zeile: „Alle Formen der Liebe und Lust sind meine Rituale." Nun denken Sie vielleicht, wir würden Orgien abhalten, hätten keine Selbstkon- trolle und würden immer das machen, wonach uns gerade der Sinn stünde. Aber es bedeutet etwas anderes. Kräuter für einen Zauber vorbe- reiten, kochen, musizieren, lieben, tanzen oder malen – alles das wird zu einem heiligen Akt, in den wir mit einem tieferen Respekt und dem Bewusstsein unserer persönlichen Verantwor- tung eintreten – und nicht mit einer lockeren Moral. Wicca hat keine Bibel und auch keine Zehn Gebote, aber das heißt nicht, dass es eine Religion ohne Werte und Ethik ist. Das Gegen- teil ist der Fall: Wicca hat zwei ganz wichtige ethische Grundsätze, die sich auf die Zauberei und das spirituelle Leben beziehen:

1. Wenn es keinem schadet, mach', was du willst.

Auf den ersten Blick scheint das ziemlich einfach. Aber es kann ein wenig komplizierter sein, als nur darauf zu achten, dass die Kräuter, die man benutzt, niemanden vergiften. „Wenn es keinem schadet" bezieht sich nicht nur auf andere Personen, sondern auch auf einen selbst, auf Tiere, Pflanzen und die Erde. Wir sind alle miteinander verbunden – spirituell, ökologisch und körperlich. Wir müssen unsere Handlungen und deren Konsequenzen sorgfältig abwägen. Das bedeutet nicht, dass wir gar nichts tun können, weil wir uns ständig darüber Gedanken machen, was die Konsequenzen wären, wenn wir morgens das Haus verlassen. Es geht vielmehr darum, dass unser Handeln von dem Bewusstsein begleitet werden soll, was unser Tun bewirkt. Die Vorstellung von einer Schwarzen und Weißen Magie rührt daher: Grundsätzlich ist alles, was sich gegen den freien Willen eines Menschen richtet oder was schädlich ist, Schwarze Magie. Segensreiche Zaubersprüche wären somit Weiße Magie. Das Thema wird jedoch kontrovers diskutiert, denn es ist nicht wirklich die Magie, die schwarz oder weiß ist, sondern die Absicht der Hexe, die sich ihrer bedient.

2. Was du nicht willst, das man dir tut ...

Das ist schon etwas leichter zu verstehen, dazu muss man nur ans eigene Karma denken oder – bezogen auf das Gärtnern – daran, dass man erntet, was man sät. Angehörige des Wicca-Kultes glauben daran, dass das, was man tut, dreifach zu einem zurückkehrt. Wenn man demnach negative Energie in Form eines Zaubers entsendet, dann geht das nicht nur nach hinten los, sondern man muss die Konsequenzen sogar dreifach tragen. Wenn Sie also von einer Person absichtlich verletzt wurden, dann kann es sein, dass nicht sofort erkennbar ist, welche Folgen das für diese Person selbst haben wird, aber es wird auf jeden Fall Auswirkungen haben.

Kurzzeitiger versus lang wirkender Zauber

Wie weiß man, wie lange es dauert, bis ein Zauber Wirkung zeigt? Nun, das hängt im Wesentlichen davon ab, wie der Zauber geschrieben und ausgeführt wird. Wenn der Zauber wirkt, dann wird in der Regel innerhalb eines Mondzyklus, also innerhalb von 28 Tagen, ein Ergebnis vorliegen. Ergebnisse sind auch deshalb innerhalb eines Mondzyklus zu sehen, weil es eine ganze Menge Kraft kostet, die Energie länger dauern zu lassen.

Der Mond ist für die Wicca-Religion besonders wichtig und viele magische Handlungen und Aktivitäten der Coven basieren auf der aktuellen Mondphase (bezüglich Mondphasen in Zaubersprüchen und Ritualen siehe Kapitel 8, S. 149). Die Coven der Wicca-Religion halten ihre monatlichen Treffen, Esbats genannt, in der Regel um den Vollmond herum ab. „Blue Moon" (wenn zwei Vollmonde in einen Kalendermonat fallen) ist die Zeit, in der einige Coven besondere Zeremonien, wie Initiationen oder Handfasting abhalten. In Kapitel 3, S. 32 erfahren Sie, wie man die magische Energie des Mondes für Zauberkräuter nutzen kann.

Natürlich gibt es auch Zauber, die dafür gemacht werden, über einen längeren Zeitraum zu wirken, vor allem solche, bei denen es um den Schutz des Hauses oder um geschäftlichen Erfolg geht. Aber auch dabei empfehle ich, den Zauber etwa jährlich zu erneuern, es sei denn, Sie sind ganz sicher, dass der Zauber stark genug ist. Man kann auch einem Zauber eine bestimmte Dauer beigeben, z.B. einem Kräuterzauber, der einen Reisenden beschützen soll, indem man im Zauberspruch sagt, wie lange er wirken soll. Oder man visualisiert die Auflösung der Magie zu einem bestimmten Zeitpunkt. Mein „Senfsamenzauber für Wohlstand" (Kapitel 6, S. 89) baut z. B. Energie auf bei zunehmendem Mond und bei Vollmond wird die Magie schließlich freigesetzt. Daneben gibt es kurzzeitige Zauber, z. B. für eine Nacht voller Leidenschaft oder dafür, einen Bus herbeizuwünschen, wenn man gerade im Regen an einer windigen Bushaltestelle steht. Solche Zauber wirken in der Regel sofort und sie müssen immer wiederholt werden, wenn man das gleiche Ergebnis noch einmal wünscht.

Magie des Einzelnen versus Hexenzirkel

Viele derer, die sich das erste Mal mit Wicca und dem Hexenzauber beschäftigen, möchten am liebsten sofort einem Coven beitreten. Doch das ist der falsche Zeitpunkt, denn zunächst sollte man den Wicca-Kult selbstständig erkunden – intellektuell und spirituell –, denn es gibt so viele verschiedene Aspekte der Hexenkunst und so viele verschiedene Traditionen und Glaubensrichtungen, dass man manchmal nicht weiß, wo man anfangen soll. Ich empfehle neuen Hexen für gewöhnlich, viel zu lesen, um so unterschiedliche Sichtweisen und die verschiedenen Praktiken kennenzulernen. Ich sage nicht, dass es schlecht wäre, einem Coven beizutreten – ich selbst habe über Jahre hinweg einen geleitet. Aber die meisten etablierten Coven weigern sich, absolute Anfänger überhaupt aufzunehmen. Sie wollen nicht viel Zeit und Energie darauf verwenden, ihre Geheimnisse preiszugeben, um dann in ein paar Monaten oder einem Jahr zu erfahren, dass dem Neuling die Art und Weise, wie der Coven den Wicca-Kult praktiziert, doch nicht passt.

Einige Hexen arbeiten aus freien Stücken immer alleine, so dass sie ihre Magie genau so gestalten können, wie sie es wollen. Dabei entgehen ihnen aber einige Gruppenaktivitäten und die starke magische Energie, die in einem gut funktionierenden Coven entstehen kann. Der neueste Trend ist, dass Hexen sowohl allein als auch in der Gruppe arbeiten: Das eigentliche Zaubern macht jeder für sich allein, zusätzlich treffen sie sich auch mit anderen Hexen auf Versammlungen. In der Regel gibt es ein Thema des Monats, das gemeinsam eine Stunde lang diskutiert wird, bevor es dann um dies und das geht. Hexen kommen auch oft zusammen, um die wichtigsten Feiertage gemeinsam mit anderen in halb-öffentlichen Treffen zu begehen.

Verschiedene Arten von Magie und Zaubersprüchen

Blumen

In der Kräuterheilkunde und in vielen Zaubersprüchen werden die duftenden Blüten der Kräuter benutzt, dabei ist der Blumenzauber eigentlich viel subtiler. Viele Menschen haben schon von der geheimen Sprache der Blumen aus dem viktorianischen Zeitalter gehört. Dabei hatte jede Blume eine eigene Bedeutung – eine einfarbige Nelke bedeutete zum Beispiel „Ja" und eine gestreifte bedeutete „Nein". Der Wicca-Kult hat diese Blumensprache übernommen, doch die Blumen haben für die Hexenkunst eine noch größere Bedeutung: Einfache Blüten, wie die Wildrose oder die Apfelblüte, werden genutzt, um das ultimative Wicca-Symbol zu symbolisieren: das Pentagramm. Die Blätter dieser Blüten sind so angeordnet, dass sie diesem ähneln. Da frische Blumen nicht lange halten, symbolisieren sie außerdem noch die Vergänglichkeit magischer Energie und dass man damit vorsichtig umgehen muss, da sie leicht zerstört werden kann – genauso wie die Blätter der Blüten.

Auf dem Altar repräsentieren Blumen die Jahreszeit. In meinem Coven ist immer eine Person dafür verantwortlich, zu jedem Esbat einen Blumenstrauß mitzubringen. Vorzugsweise werden diese Blumen nicht gekauft, sondern im Garten oder auf dem Weg zum Treffen gepflückt, so dass sie frisch und zur Jahreszeit passend sind. Wir achten darauf, dass die Farben der Altarblumen zum Ritual und zum Zauber passen, wie zum Beispiel weiße Lilien und Obstbaumblüten für Friedensrituale oder rosa Rosen und Tulpen für Liebesmagie. Wenn Sie denken, Sie seien zu unerfahren für einen Zauberspruch oder ein kompliziertes Ritual, warum sammeln Sie dann nicht einfach ein paar essbare Blüten oder ein blühendes Kraut und nutzen die Farben der Blüten oder die Magie des Krauts, um in der Küche einen einfachen Zauber zu wirken?

- Frittierte Zucchiniblüten, der goldene Ausbackteig in Kombination mit den grünen Zucchini: um an Geld zu kommen.

- Eiswürfel mit den Blüten von Rotklee zubereiten. Die Eiswürfel kann man jedem Getränk beigeben, um Glück und Wohlstand zu erlangen. Kamillenblütentee unterstützt die Gesundheit und fördert die innere Ruhe (Rezept in Kapitel 7, Seite 130).

Wenn in Ihrem Garten oder auf dem Weg zur Arbeit plötzlich eine neue Pflanze wächst, dann kann das ein Hinweis der Götter sein, einen bestimmten Bereich des Lebens genauer zu betrachten. Wenn Sie also beispielsweise plötzlich eine gelbe Butterblume sehen, dann kann das bedeuten, dass Sie sich etwas mehr um Ihre Freunde und die Qualität Ihrer Freundschaften kümmern sollten. Und wenn über Nacht Ihr Rasen mit Gänseblümchen übersät ist – ein Symbol der Unschuld –, dann könnte dies ein Zeichen dafür sein, dass Sie sich in einer Situation zu naiv verhalten oder dass unschuldige Tiere oder Kinder in Ihrem Umfeld Schutz brauchen.

Zauber

Mit dem Flieder bittet man die Götter um Hilfe und der Hibiskus gilt als Aphrodisiakum und bringt angenehme Träume. Wollen Sie die Götter um eine neue Beziehung bitten, dann legen Sie einige Blütenblätter dieser Pflanzen ins Badewasser, und zwar nach dem ersten Date, bevor Sie ins Bett gehen. Sie können auch Hibiskus und Flieder in einer Vase auf Ihren Nachttisch stellen, wenn aus einer Bekanntschaft eine sexuelle Beziehung werden soll.

Kerzen

Zu vielen Ritualen und Zaubern gehört das Anzünden von Kerzen, denn diese geben ein angenehmes, warmes Licht. Aber Kerzen können mehr als das, denn die Kerze ist der Mittelpunkt der Magie. Der einfachste Kerzenzauber ist der, eine Kerze anzuzünden und in die Flamme zu sehen, und sich dann das Ziel, das man erreichen will, vorzustellen. Wenn Sie die Kerze vorher noch mit einem Kräuteröl (Patschuli für Fruchtbarkeit oder Zitronella für Fröhlichkeit) einreiben, wirkt der Zauber noch stärker. Auch die passende Farbe (Blau für Heilung, Grün für Wohlstand) und das Einritzen magischer Symbole (etwa ein Dollar- oder Eurozeichen für einen Geldzauber) in die Kerze sowie das Anrufen bestimmter Gottheiten um Hilfe (Demeter für einen Zauber, der die Arbeit betrifft, oder Athene für Glück) verstärken die Wirksamkeit des Kerzenzaubers.

Wenn es Ihnen schwerfällt, die Energie nach einem Zauberspruch freizusetzen, damit der Zauber wirken kann, dann sind Kerzenzauber wie geschaffen für Sie, denn man bläst die Kerze einfach sanft aus und sieht dem Rauch nach, wie er sich in Luft auflöst – dabei kann man sich vorstellen, dies sei die magische Energie, die in die Welt hinausweht. Auch für länger andauernde Zauber sind Kerzen gut geeignet, denn eine Kerze lässt sich mehrere Nächte lang nutzen und wird dabei im Laufe der Zeit noch an Kraft und Macht hinzugewinnen.

Benutzen Sie nicht ein und dieselbe Kerze für verschiedene Zauber, denn Sie möchten ja nicht verschiedene magische Energien miteinander vermischen!

Knoten und Schnüre

Der Knoten- oder Schnurzauber ist eine sehr einfache Magie, die ihre Kraft daraus zieht, dass Sie Knoten in eine Schnur binden (oder in ein farblich passendes Band) und diese dabei mit Energie aufladen, indem Sie einen Gesang anstimmen. Sind Sie fertig, wird der Zauber entlassen und beginnt dann zu wirken, wenn die Knoten wieder gelöst werden. In einigen Hexenzirkeln wird auch das Band, das das magische Gewand in der Hüfte zusammenhält, für den Knotenzauber genutzt. Es eignet sich besonders gut, weil es bei den Ritualen ständig am Leib getragen wird, also ist es von einer ganzen Menge magischer Energie durchtränkt. Den ursprünglichen Knotenzauber nennt man „Hexenleiter". Eine Schnur von 2,75 m wird mit neun Knoten versehen, während man Folgendes dabei singt:

„Mit eins ist der Zauber ausgesprochen,
mit zwei wird er nun nicht mehr gebrochen.
Mit drei – so soll es für mich geschehen,
mit vier wird mich magische Kraft durchwehen.
Der fünfte Knoten lässt den Zauber leben,
der sechste wird den Zauber weben;
der siebte sieht Segen drüber schweben.
Ist erst der achte gemacht – das Schicksal mir lacht;
mit dem neunten Knoten mein Zauber sich vollendet hat."

Wie auch immer: Es ist nicht notwendig, sich genau an diesen Text zu halten. Ich selbst nehme auch nicht eine so lange Schnur, die ist einfach unhandlich. Ich bevorzuge es zum Beispiel, im Zauberspruch das anzusprechen, was ich damit bezwecken will, also ändere ich den Gesang entsprechend (siehe Kapitel 6, Seite 94, „Knotenzauber für Geld und Erfolg").

Sie können auf die einzelnen Knoten auch ein Kräuteröl auftupfen, um die Magie zu stärken, oder Sie binden ein paar Kräuterzweige (Lavendel für Frieden, Schnittlauch gegen schlechte Angewohnheiten) mit hinein, um so die Knoten mit den magischen Eigenschaften der Kräuter zu verstärken.

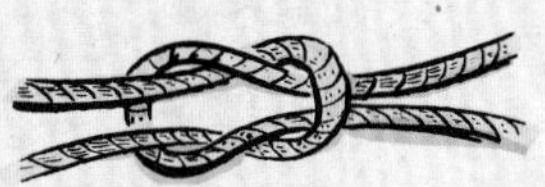

Hexenflasche und Zauberbeutel

Hexenflaschen gibt es schon lange. Sie sind ein einfaches Mittel, magische Zutaten zu mischen und aufzubewahren. Es macht kaum noch Arbeit, wenn die Zutaten einmal zusammengefügt wurden, also ist es für eine erfahrene Hexe ein Leichtes, etwas zu mischen und es denjenigen zu geben, die sie heilen oder beschützen möchte – ohne dass diese Menschen irgendetwas tun müssen. Zauberbeutel sind in etwa das Gleiche wie Hexenflaschen. Dabei handelt es sich um kleine Stoffbeutel, wobei die Farbe des Stoffs für gewöhnlich genau ausgewählt wurde. Traditionell enthält eine Hexenflasche etwas von der Person, für die sie bestimmt sein soll, zum Beispiel Haare oder Fingernägel. Das macht man heute jedoch kaum noch, dafür trägt man das Fläschchen als Anhänger oder man bewahrt den Zauberbeutel in der Hosentasche auf, also nah am Körper (der direkte Hautkontakt ist dabei am besten). In Kapitel 6, Seite 113 „Kräuter-Hexenflasche für Gesundheit", finden Sie einen von mir entwickelten Gesundheitszauber, in dem auch der Zauberbeutel eine Rolle spielt.

Drachen und Feen

Wir reden hier nicht von feuerspuckenden Drachen und Rittern in glänzenden Rüstungen, sondern von spirituellen Wesen oder Energien aus unterschiedlichen Ebenen, die manchmal unsere Existenzebene betreten. Die Arbeit mit Drachen, Feen oder spirituellen Totemtieren kann erhellend sein, denn dadurch bekommen wir einen anderen Blickwinkel auf das Leben und die Magie (so als würde man Menschen einer anderen Kultur treffen). Sie können diese Wesen auch bitten, Sie beim Zaubern oder im Alltag zu beschützen.

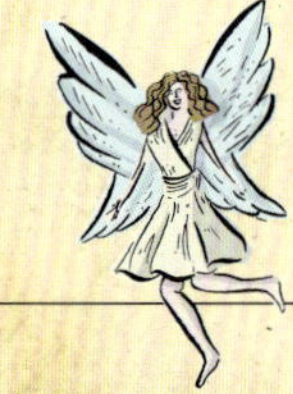

Um Feen in Ihren Garten zu locken, stellen Sie zwischen Disteln eine Glaskugel auf. Ins Haus locken Sie die Feen, wenn Sie einige geschliffene Kristalle ins Fenster hängen, so dass sich auf den Wänden ein Regenbogen widerspiegelt. Oder Sie basteln ein kleines Feenhaus aus Streichhölzern und legen einen süßen Keks und ein paar Wacholderbeeren in dessen Mitte.

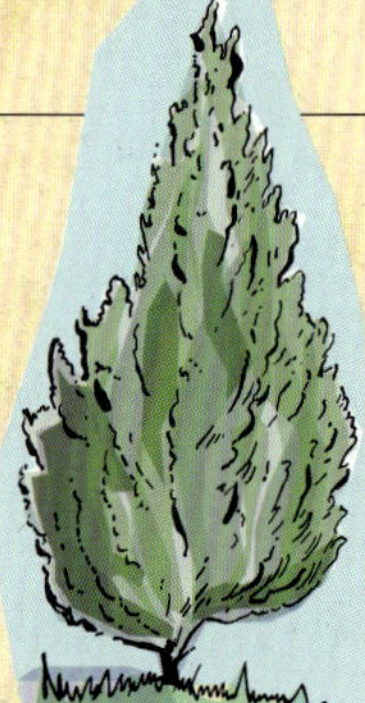

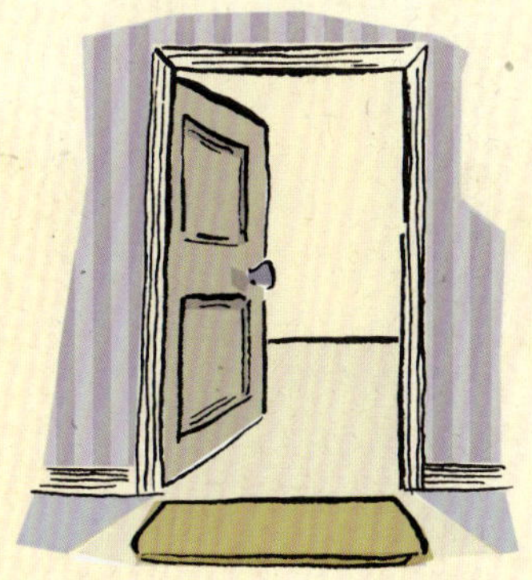

Traummagie

Bei der Traummagie geht es weniger um Magie als vielmehr um Wahrsagerei. Sie legen sich abends hin, um zu schlafen, und kurz bevor Sie einschlafen, konzentrieren Sie sich auf eine Frage, die Sie haben, oder auf einen geliebten Menschen (tot oder lebendig), mit dem Sie in Kontakt treten wollen, und dann träumen Sie davon. Der Traum kann auch dazu dienen, andere Existenzebenen zu betreten, um mit Geistern und Gespenstern zu reden oder Gottheiten zu begegnen. (Sie sollten sich aber gut überlegen, ob Sie wirklich Gottheiten im Traum treffen möchten. Vielleicht haben diese gerade keine Lust, sich von Sterblichen stören zu lassen, und sind dann schlecht gelaunt, unterbinden Ihren Zauber oder spielen Ihnen Streiche.) Es gibt eine etwas weiterentwickelte Form der Traummagie, Klarträumen oder luzides Träumen genannt. Die Hexe übt dabei, während des Schlafens und Träumens in gewisser Weise bei Bewusstsein zu sein, so dass sie ihre Träume „dirigieren" und währenddessen aktiv entscheiden kann.

Legen Sie Stift und Papier neben Ihr Bett, so dass Sie jeden Traum sofort aufschreiben können, wenn Sie nachts oder früh am Morgen wach werden, denn sonst vergessen Sie ihn mit Sicherheit wieder. Das hilft Ihnen auch dabei, einen besseren Zugang zu Ihrem Unterbewusstsein zu bekommen und der eigenen Intuition zu vertrauen – absolut wichtig für eine Hexe!

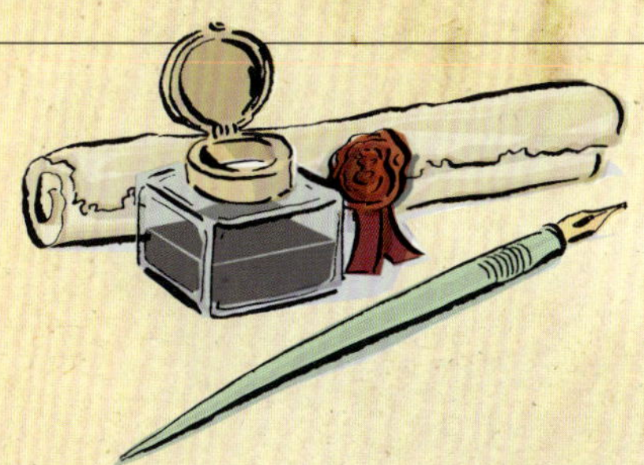

Sie brauchen keinen alteingesessenen Hexenzirkel, um mit Freunden zusammen zu zaubern. Es müssen noch nicht einmal Anhänger des Wicca-Kults sein. Warum organisieren Sie nicht einfach einmal eine Kräuter-Party, bei der jeder, der Kräuter mag und/oder anbaut, einige Exemplare mitbringt und diese dann untereinander getauscht werden, ganz gleich, ob sie dann zum Zaubern oder in der Küche gebraucht werden?

Meditation und Visualisierung

Meditation wird von Hexen für alles Mögliche genutzt, sei es, um die Energie zu steigern, die Gedanken zur Ruhe kommen zu lassen oder um sich einfach auf Aufgaben und Rituale zu konzentrieren. Es gibt einige Formen der Meditation, die etwas aufwändiger sind, wie die geleitete Meditation und die Visionssuche. Geleitete Meditation (während ein anderer spricht) tut jedem gut, und entsprechende CDs gibt es überall zu kaufen. Leider erklären nicht alle diese CDs, wie man richtig entspannt, oder sie gehen zu schnell in die eigentliche Meditation über. Bevor Sie mit der Meditation beginnen, nehmen Sie eine bequeme Position ein, in der der Körper entspannen kann und sich wohlfühlt. Der Atem ist tief und langsam. Eine Zwischenform der Meditation ist der „schöne Platz", womit auch Anfänger starten können. Diese Art der Meditation hilft dabei, auch in stressigen Situationen, die uns emotional herausfordern und Gefühle wie Angst oder Traurigkeit hervorrufen, ruhig und gelassen zu bleiben.

- Setzen Sie sich zunächst bequem hin oder legen Sie sich hin, und schließen Sie die Augen. Stellen Sie sich einen Platz in der Natur vor, den Sie gern mögen – keinen realen Ort, sondern einen in Ihrer Fantasie, ideal und perfekt. Das kann unter einem großen Baum sein oder auf einem Hügel, inmitten eines Maisfelds oder an einem Sandstrand – je nach Geschmack. Ich stelle mir dabei immer eine Waldlichtung mit einem plätschernden Fluss vor. Schmücken Sie Ihren Platz mit kleinen Details aus: Hören Sie, wie die Vögel singen, schmecken Sie die salzige Luft am Meer und so weiter. In den nächsten meditativen Sitzungen bauen Sie Ihren schönen Platz immer weiter aus. Wenn Sie damit fertig sind, dann besuchen Sie diesen Ort immer wieder, wenn Sie ein wenig Zeit haben, zum Beispiel während Sie auf den Bus warten oder darauf, dass Ihr Teewasser kocht. Bald wird es Ihnen ganz leicht fallen, diesen Ort aufzusuchen und kurz zu entspannen, bevor Sie zu einem Geschäftstreffen müssen oder wenn Ihr dreijähriges Kind an Ihren Nerven zerrt.

Die Visionssuche ist eine fortgeschrittene Form der Meditation. In Hexenzirkeln wird sie oft als geleitete Meditation praktiziert, aber das bedeutet nicht, dass es einfach ist. Wenn Ihnen daran gelegen ist, wirklich etwas aus einer Visionssuche herauszuholen, dann ist mein Ratschlag, dass Sie erst damit beginnen, wenn Sie mit der Meditation an sich erfahrener sind und auch in der Wicca-Spiritualität schon weiter vorangeschritten sind. Während einer Visionssuche begibt man sich tief ins eigene Unterbewusstsein hinab, um herauszufinden, wie man in einer bestimmten Situation verfahren soll, oder man trifft einen Geist oder eine Gottheit und bittet um Unterstützung, ein Ziel zu erreichen.

Kräuter in Ritualen

Rituale folgen in der Regel immer den gleichen Mustern, und auch wenn es einfacher ist, sie in einem Coven abzuhalten, können Sie sie auch allein durchführen.

Hexenzirkelrituale

Das Zusammentreffen meines Covens sieht in der Regel so aus: Wir treffen uns und quatschen, bis alle da sind, während ich ein paar Blumen auf dem Altar aufstelle und magische Speisen vorbereite (manchmal bringt auch jeder etwas mit). Dann ziehen wir unsere rituellen Gewänder an und beginnen mit dem Ritual, indem wir einen Kreis ziehen:

- Als Nächstes „rufen wir die Viertel" (Elemente) an und bringen so die Energie ins Spiel. Energie zu generieren kann jedem (Kräuter-) Zauber eine extra Portion Macht verleihen: Zünden Sie vier Kerzen an, je eine für jede Himmelsrichtung, und stellen Sie sie auf den Boden, auf den Tisch oder den Altar. Die Farben der Kerzen können dabei den Elementen entsprechen: Braun/Grün für die Erde, Gelb/Weiß für die Luft, Rot/Orange für das Feuer und Blau für das Wasser. Dann bitten Sie die Elemente, bei Ihnen zu sein, oder Sie zeichnen mit der rechten Hand in jede Richtung ein Pentagramm in die Luft.

- Dann rufen wir die Gottheiten hinzu, die wir während unseres Rituals bei uns haben möchten. Wir spielen eine Szene aus der Mythologie nach oder erzählen eine kurze Geschichte, die zur Jahreszeit passt. Dann kommt die eigentliche Magie an die Reihe: Zaubersprüche werden aufgesagt, Heilung ausgesandt und/oder es gibt eine geleitete Meditation.

- Danach entspannen wir uns bei der sogannten „Kuchen und Bier"-Zeremonie des Esbats. Traditionell gab es dabei Bier und Haferkuchen, geschmacklich verfeinert mit einem Kraut, das zur Jahreszeit und zum jeweiligen Zauber passte. Heutzutage gibt es Wein, Bier – oder in meinem Coven Tee – und Plätzchen, zusammen mit einem guten Gespräch. Das Essen und Trinken hat einen erdenden Effekt, nachdem sich während des Rituals all die Energie und Kraft angesammelt haben. Während der Gespräche versuchen wir auch, uns auf spirituelle Themen zu konzentrieren, teilen Erfahrungen mit Zaubersprüchen, Ritualen oder Visionen, tauschen uns über neue Zauberverse aus, oder sprechen über neue Hexen-Bücher, die einer von uns gelesen hat.

- Ein paar Krümel der Kekse und einen Schluck Tee lassen wir immer übrig und legen sie zu den Kräutern, die wir später im Jahr zum Zaubern nutzen werden, damit diese besser wachsen. Am Schluss lösen wir den gezogenen Kreis auf, indem wir die Kerzen ausblasen - und danken den Geistern und Gottheiten, die anwesend waren.

> **Wenn Sie schon verschiedene Kräuter gesammelt haben, dann können Sie diese auch anstelle der Kerzen für die vier Himmelsrichtungen nutzen. Nehmen Sie dazu Kräuter mit einer starken elementaren Energie, beispielsweise Knoblauch für die Erde, Augentrost für die Luft, Chili fürs Feuer und Kampfer fürs Wasser. Das bietet sich besonders an, wenn Sie sowieso einen Kräuterzauber planen oder wenn Sie an einem Ort sind, an dem kein offenes Feuer brennen darf.**

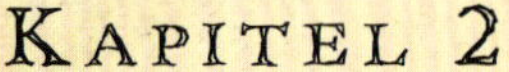

Kapitel 2

Geschichte und Mythologie der Kräuterheilkunde

Die Wicca-Religion setzt vor allem auf das Wissen und die Weisheit unserer Ahnen und unserer Kultur, und die Kräuterheilkunde ist Ausdruck dieser Tradition. Seit Anbeginn der Menschheit finden Kräuter Verwendung im spirituellen und medizinischen Umfeld, das zeigt sich in unserer Kultur und Mythologie – in irischen Märchen, bei den alten Griechen, im Hinduismus und im Christentum.

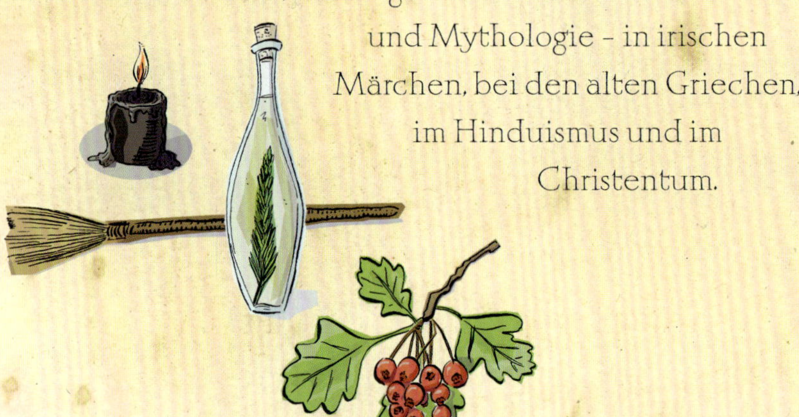

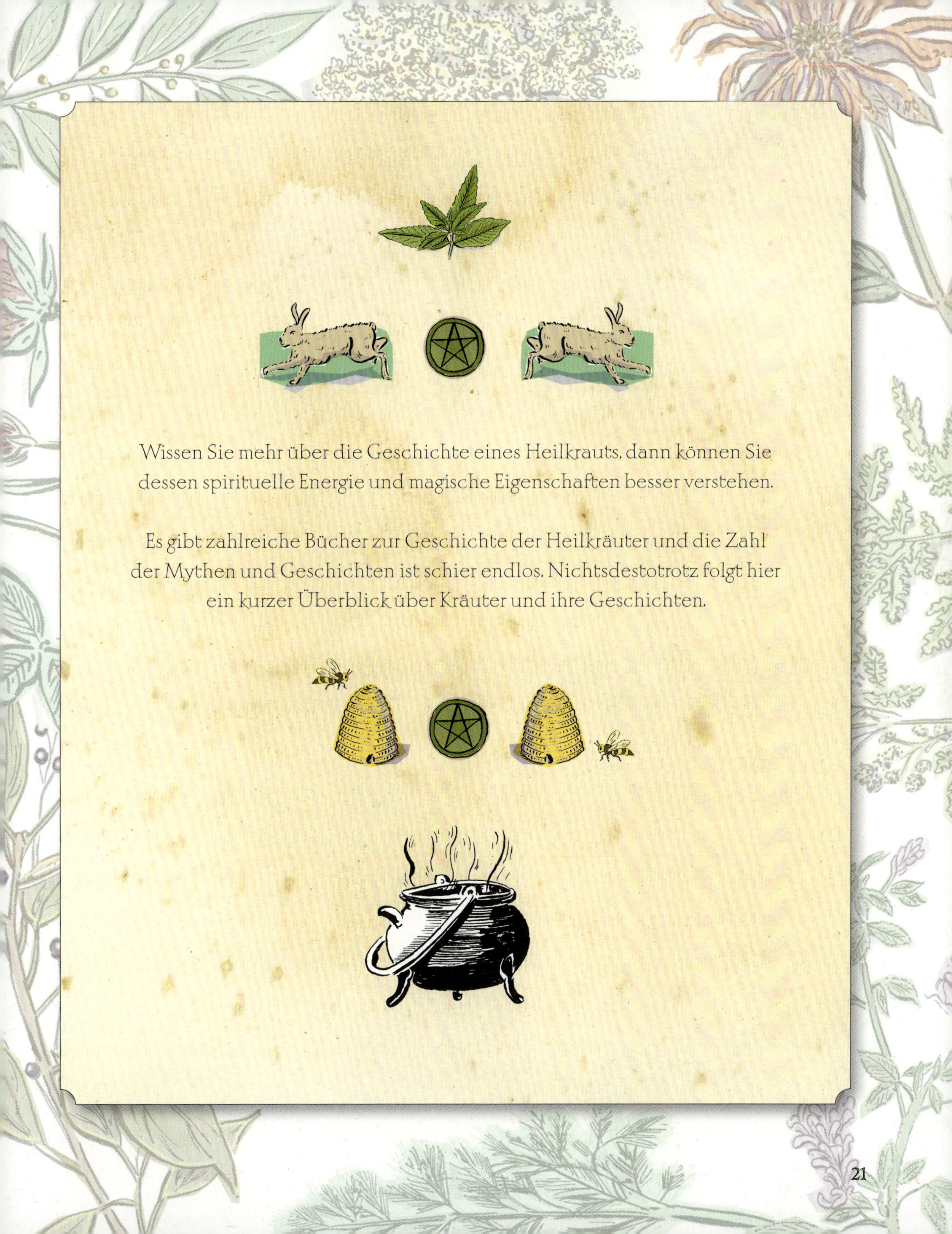

Wissen Sie mehr über die Geschichte eines Heilkrauts, dann können Sie dessen spirituelle Energie und magische Eigenschaften besser verstehen.

Es gibt zahlreiche Bücher zur Geschichte der Heilkräuter und die Zahl der Mythen und Geschichten ist schier endlos. Nichtsdestotrotz folgt hier ein kurzer Überblick über Kräuter und ihre Geschichten.

Kräuter und Kräuterkundige

Es gibt Belege dafür, dass in vielen alten Kulturen Kräuter Verwendung fanden, von den Schamanen im Irak bis hin zum Alten Ägypten, den Römern und Griechen. Das älteste bekannte Kräuterbuch ist ein teilweise erhaltenes Dokument des Pen Ts'ao, geschrieben etwa 3.000 v. Chr. von dem chinesischen Kaiser Shen Nung. Man geht davon aus, dass dieses Dokument die Niederschrift eines wesentlich älteren Kräuterwissens ist, das nur mündlich weitergegeben wurde, und dass der Kaiser alle aufgelisteten Kräuter persönlich ausprobiert hatte. Kräuter wurden jedoch schon viel früher eingesetzt, schon von den prähistorischen Schamanen, zu einer Zeit, bevor sich der Mensch völlig entwickelt hatte. In Shanidar, einem Bestattungsplatz des Neandertalers im Norden Iraks, dessen Alter auf etwa 5.000 Jahre geschätzt wird, finden sich Beweise dafür. Dort hat man das Grab eines Schamanen entdeckt, in dem sich Trauben, Disteln, Hyazinthen, Kornblumen und Schafgarbe fanden. Man geht davon aus, dass diese Kräuter und Lebensmittel von dem Schamanen zur Heilung verwendet wurden, und dass das, was er übrig ließ, als er starb, mit ihm zusammen begraben wurde, so dass er auch nach seinem Tod weiter praktizieren konnte.

Kräuterheilkunde des Altertums

Auch im Alten Ägypten wurden bei Ritualen Kräuter verwendet. Einige dieser Kräuter galten als so mächtig, dass sie als heilig betrachtet wurden, und ganze Papyrusrollen wurden darauf verwendet, das medizinische und religiöse Kräuterwissen weiterzugeben. Papyrus war selten und kostbar – daran erkennt man, welchen Stellenwert die Kräuterkunde für die Ägypter besaß. Das Ebers-Papyrus ist die am besten erhaltene Rolle der Kräuterheilkunde und wird auf etwa 1.550 v. Chr. datiert. Darin finden sich unter anderem Kräuter wie Thymian, Kreuzkümmel, Wacholder, Bilsenkraut, Lorbeer, Kümmel, Koriander, Holunderbeere, Fenchel, Knoblauch, Pfefferminze und Mohn mit ihren Eigenschaften aufgelistet. Auch heute noch nutzen wir die gleichen Kräuter – in Kapitel 4 erfahren Sie mehr.

Die alten Griechen haben uns viele medizinische Schriftstücke hinterlassen, die den Gebrauch von Kräutern belegen. Der „Vater der Medizin" und Astrologe Hippokrates kategorisierte 460 v. Chr. die Pflanzen und Kräuter in Gruppen, mit denen einzelne Krankheiten behandelt wurden. Auch die Mondphasen spielten für ihn eine Rolle bei der erfolgreichen Bekämpfung der Krankheiten. Man sagt, sein Lieblingskraut sei Petersilie gewesen; damit habe er Nierensteine, Arthrose und Rheuma behandelt. Kurz nach ihm schrieb der erste bekannte Botaniker und Metapyhsiker Theophrastus (370-287 v. Chr.) zwei wichtige Bücher über die Kräuterkunde, in denen er diejenigen Pflanzen auflistet, die in der Medizin Verwendung finden, Anbauvorschläge macht und Vorsichtsmaßnahmen erläutert. Bis zum Mittelalter beeinflussten seine Bücher die Medizin maßgeblich.

Der griechische Mediziner Dioskurides, Arzt in der Armee Neros, schrieb ausführlich über Pflanzen und ihren medizinischen Nutzen – nicht nur im Bezug auf Krankheiten, sondern auch bei

Folgen Sie einem historischen 'Kräuter-Pfad' und lesen Sie "Enquiry Into Plants" von Theophrastus in der gut verständlichen englischen Übersetzung.

Sprechen Sie mit anderen über Kräuter – insbesondere mit Gärtnern oder älteren Verwandten und Nachbarn. Viele wissen Dinge über Kräuter als alternative Heilmittel, die Ihnen bisher nicht bekannt waren... oder sie kennen Geschichten über die Pflanzen Ihrer Umgebung.

Verletzungen. Die diesbezüglichen Erfahrungen hatte er auf den blutigen Feldzügen gewonnen, die Dioskurides weit reisen ließen und wodurch er ein wesentlich weitreichenderes Wissen erlang als die Kräuterkundigen vor ihm. Anders als andere griechische Ärzte und Schriftsteller blickte er über die Grenzen Griechenlands hinaus und notierte, wie man Kräuter an anderen Orten und in anderen Ländern einsetzte. Dadurch erfahren wir etwas über die Kräuterheilkunde auch solcher Kulturen dieser Zeit, die ihr Heilwissen nicht schriftlich niederlegten.

Bekannt wurde Dioskurides vor allem wegen des Codex Vindobonensis aus dem Jahre 512. Ursprünglich geschrieben für eine römische Prinzessin, umfasst er wunderbare Illustrationen zahlreicher Pflanzen und Tiere. Im Laufe der Zeit ging er durch viele Hände und wurde kommentiert mit weiteren Anwendungsmöglichkeiten und den Kräuternamen in verschiedenen Sprachen. 1569 erwarb Kaiser Maximilian II. das Manuskript für die Kaiserliche Bibliothek in Wien, heute Österreichische Nationalbibliothek. Dort befindet es sich bis heute.

Die Kräuterkunde des Alten Roms ist weniger gut dokumentiert, da viele der römischen Mediziner Griechen waren. Es ist jedoch bekannt, dass die Römer Anissamen in ihr Brot und in Hochzeitskuchen einbuken, denn man verband schon damals mit Anis Reinigung und anti-negative Eigenschaften. Römische Soldaten führten oft Koriander bei sich, um damit die Lebensmittel, die sie auf ihren langen Reisen bei sich trugen, haltbar zu machen. Die Römer waren die ersten, die ätherische Öle ausgiebig nutzten, und auch wenn es Hinweise darauf gibt, dass schon im Alten Ägypten die Aromatherapie bekannt war, waren doch die Römer die Ersten, die Öle aus der ganzen Welt importierten und manches Mal sogar nur zu diesem Zweck Handelsrouten einrichteten. Der Begriff „Aromatherapie" stammt jedoch aus dem letzten Jahrhundert, als Rene Maurice Gattefosse, ein französischer Chemiker, seine Ansichten zur spirituellen und medizinischen Heilkraft ätherischer Öle 1937 niederschrieb.

Von Ibn Sina bis Culpeper

Als Europa im Dunklen Zeitalter versank, fand die Kräuterkunde im Verborgenen statt und wurde vornehmlich von weisen Frauen praktiziert, die fern der Städte in kleinen Siedlungen lebten, da mit dem Beginn der Hexenverfolgung viele Praktiken verboten wurden.

Aber nicht jeder verleugnete die alten Weisheiten: Die islamische Kultur wurde zum Mittelpunkt medizinischer Wissenschaft, weil zahlreiche muslimische Ärzte das Wissen bündelten, das in Europa und Asien drohte, verloren zu gehen, es aufschrieben und so für die Nachwelt bewahrten. Das wichtigste Beispiel ist Ibn Sina (980-1037), ein persischer Gelehrter, der in seinem „Kanon der Medizin" (al-Quanun fi at-tibb) das persische Volkswissen der Kräuterheilkunde mit den Schriften des Dioskurides und Galen vermischt. Dieses Buch war die wichtigste „Kräuter-Bibel", bis 1653 „The Complete Herbal" des Engländers Nicholas Culpeper veröffentlicht wurde.

Culpeper war wahrscheinlich der erste Wissenschaftler, der ein Buch über die Kräuterheilkunde schrieb, das die medizinische Verwendbarkeit von Pflanzen und ihren planetarischen Einfluss auch dem Durchschnittbürger näher brachte. Auch heute noch richten sich viele Hexen bei den planetarischen Zuordnungen nach den Listen Culpepers. Er war auch der Erste, der in seinem Buch „A Directory for Midwives" (1651) den Frauen und ihrem Kräuterwissen Respekt zollte.

Die Geschichte von Gilgamesh

In der babylonischen Mythologie ist der Halbgott Gilgamesh verbittert, weil er nicht unsterblich ist. Um die größten Freuden aus seinem verhältnismäßig kurzen Leben zu ziehen, wird er zum Tyrann – was nicht schwer ist, hat er doch übermenschliche Kräfte. Die anderen Gottheiten und seine Untertanen schmieden Pläne, dieser Tyrannei ein Ende zu setzen. Die Göttin Shamhat schafft einen Wilden, Enkidu, der gegen Gilgamesh kämpfen soll. Enkidu ist Gilgamesh fast ebenbürtig, verliert dennoch den Ringkampf und wird schließlich Gilgameshs Freund. Aus Rache töten die Götter Enkidu, denn er ist halb Mensch, halb Tier, wohingegen Gilgamesh halb Mensch, halb Gott ist. Gilgamesh, der Enkidu verloren hat, will das Geheimnis des ewigen Lebens erforschen. Er trifft auf Utnapishtim (eine Figur ähnlich Noah im AT), der eine Flut überlebt hat und dem zusammen mit seiner Frau von den Göttern Unsterblichkeit verliehen wurde. Utnapishtims Frau erzählt ihm von einem Kraut, das Verjüngung verheißt, wenn nicht gar Unsterblichkeit. Diese Pflanze wächst auf dem Meeresboden (ähnlich der Algen, die sehr nahrhaft sind). Gilgamesh macht sich auf, diese Pflanze zu bekommen, aber eine Schlange stiehlt sie ihm wieder. Auf seinem Rückweg philosophiert er zusammen mit dem Bootsmann: Das wahre Ziel eines Mannes sollte sein, Städte zu bauen – und nicht ewiges Leben zu erlangen. Als Wiedergutmachung beginnt er damit, der Göttin Ninlil zu huldigen, der Göttin der Luft, der Felder und Kräuter, und errichtet die Stadtmauern von Nippur (dem modernen Nuffar im Irak), der heiligen Stadt von Ninlil.

Erzählungen des irischen Heilers und Kriegsgottes

Dian Cécht ist der alt-irische Gott der Heilung, der alle Tuatha De Danann (die Helden und Halbgötter Irlands) nach den Schlachten heilte. Aber die Tuatha De Danann waren in so viele Kriege verwickelt, dass diese Aufgabe für ihn zu viel wurde, und so entschied er, eine heilige Quelle in der Nähe von Slane (Nordost-Irland) zu segnen, so dass die Krieger darin baden konnten und direkt Heilung erfahren würden. Das Wasser der Quelle hatte eine so große Heilkraft, dass es, außer bei Enthauptungen, jede Krankheit und Verletzung heilen konnte. Man sagt, dass dies der Ort ist, an dem das Mutterkraut ursprünglich wuchs. Die genaue Stelle der Quelle ist nicht mehr bekannt, aber es gibt immer noch ein paar Quellen in diesem Gebiet, und davon wurden einige von den Katholiken als heilig übernommen. Viele werden noch heute von Anwohnern, Wiccas und Christen aufgesucht.

Finden Sie heilige Quellen in Ihrer Umgebung. In einigen Ländern (z.B. Irland) können Sie sogar Landkarten kaufen, auf denen diese heiligen Orten verzeichnet sind. Wenn Sie Probleme mit der Anzucht eines Krautes haben, das Sie für Ihren Zauber brauchen, wässern Sie die Samen oder die Pflanze mit Wasser aus einer der Quellen.

Es heißt, Dian Cécht sei auch der Grund dafür, warum man heute nur noch so wenig über die Gottheiten und das Kräuterwissen des alten Irlands weiß. Es begann damit, dass er für seinen König Nuada einen Arm aus Silber fertigte, als dieser im Krieg verwundet wurde. Dian Céchts Sohn Miach, der die Heilkunst von seinem Vater gelernt hatte, schaffte es, den Silberarm durch einen echten Arm zu ersetzen. Der Vater missgönnte seinem Sohn diesen Erfolg und tötete ihn. Die Geschwister Miachs waren von Trauer erfüllt, vor allem seine Schwester Airmed. Sie weinte tage- und nächtelang am Grab ihres Bruders und ihre Tränen ließen aus dem Gras, das auf der Grabstelle wuchs, 400 verschiedene Heilpflanzen wachsen. Dian Cécht war daraufhin so eifersüchtig, dass er auch seine Tochter tötete. In manchen Geschichten wird erzählt, ihr Körper sei auf das Grab des Bruders gesunken und alle Kräuter wären daraufhin verdorrt. Andere Erzählungen berichten, dass der Vater alle Kräuter, außer Irisches Moos und Mutterkraut, ausgerissen und mit dem Wind verstreut habe. Das sei der Grund, warum die Heilkräuter nun auf der ganzen Erde wachsen – auch wenn die heilenden Eigenschaften dieser Pflanzen oft gar nicht bekannt sind.

Eine andere irische Erzählung handelt von dem großen Krieger Oisin, der loszog, in Tir Na Nog Abenteuer zu bestehen. Er fand ein liebreizendes Mädchen, das an einen Stein angebunden war. Er versuchte, sie zu befreien, schaffte es aber nicht. Da kehrte ein Formorian (eine Art böser Riese), der das Mädchen geraubt hatte, von der Jagd zurück und verletzte Oisin schwer. Als dieser im Sterben lag, ließ der Riese von ihm ab und legte sich hin, um zu schlafen. Das Mädchen kümmerte sich die ganze Nacht um Oisin, behandelte ihn mit Heikräutern und magischen Sprüchen. Dabei zerbrach eine der Ketten, die sie fesselten. Am nächsten Morgen erwachte Oisin und war geheilt. Er kämpfte ein weiteres Mal mit dem Formorian und dieses Mal war der Kampf schon ausgeglichener. Als sich der Riese am Abend wieder zum Schlafen hinlegte, versorgte das Mädchen Oisin wie gehabt mit magischen Kräutern – und wiederum brach eine ihrer Ketten. Oisin und der Riese kämpften sieben Tage lang, bis Oisin schließlich sein Schwert in den Nacken des Feindes stieß und ihn tötete. Die letzte der Fesseln löste sich von der Hüfte des Mädchens und unser Held trug sie sicher zurück nach Hause.

Odin und der Schwur der Kräuter

Baldur, Sohn des Odin und Gott des Sommers, hatte Angst, getötet zu werden. In hellseherischen Träumen sah er, wie die anderen Gottheiten ihn ermorden wollten, denn das wäre eine Herausforderung, galt er doch als unsterblich. Seine Mutter, die Göttin Frigg, nahm allen Kräutern, Tieren, Elementen, Giften und Krankheiten den Schwur ab, Baldur nichts anzutun. Nur die Mistel musste keinen Schwur ablegen, denn Frigg dachte, dies sei eine junge Pflanze, die noch nicht erwachsen genug sei, um zu töten oder gar einen Eid abzulegen. Loki, der Gott der Täuschungen, überzeugte Frigg davon, ihm alle Einzelheiten über den Schwur der Kräuter zu erzählen, und so erfuhr er, dass die Mistel keinen Eid abgelegt hatte. Er verleitete Baldurs Bruder Hother, Gott des Winters, einen Speer aus Mistel auf Baldur zu werfen. Der Mistelspeer durchbohrte Baldur, und er starb auf der Stelle. Alle Gottheiten, auch die, die Baldur töten wollten, waren tief traurig und beschlossen, seinen Körper auf einem Scheiterhaufen auf dessen Schiff zu verbrennen – die traditionelle altnordische Art der Heldenbestattung. Als Zündholz nahmen sie Mistelzweige, denn so wollten sie diese Pflanze vernichten. Während der Bestattung weinte Frigg viele Tränen, die das brennende Feuer löschten und Baldur wieder zum Leben erweckten. Die Tränen blieben als weiße Beeren an den Mistelzweigen zurück. Als Ausdruck ihrer Freude küsste Frigg jeden, der an ihr vorbeiging – und daher kommt der Brauch, sich unter dem Mistelzweig zu küssen.

Die griechische Mythologie

Eine Geschichte der griechischen Mythologie erzählt von Keiron, einem gelehrten Zentauren, der auf dem Berg Pelion lebte und als Erster den Nutzen der Heilkräuter erkannte. Sein Kräuterwissen gab er an viele weiter, auch an den berühmten Asklepios.

Die Hexe Medea war ebenso eine erfahrene Kräuterkennerin mit einem umfangreichen Wissen um magische und heilende Kräuter. Neben anderen Heldentaten war sie es, die aus Kreuzkümmel und Basilikum eine Salbe für den Helden Jason mischte, als dieser sich daranmachte, sich den feuerspeienden Kugeln König Aeetes zu stellen. Medea ließ ihren Kräuterkorb angeblich auf dem Berg Pelion zurück, wo die Pflanzen sich vermehrten und dann später von den thessalischen Hexen genutzt wurden.

Dann gibt es die Geschichten über den Tod des Opheltes, Sohn von Lykourgos und Eurydike. Der Vater fragte das Orakel von Delphi, wie er Gesundheit und Glück des Kindes sicherstellen könne. Das Orakel antwortete, dass das Kind den Boden nicht berühren dürfe, bis es gelernt hätte, zu laufen. Als die Sieben Helden auf ihrem Weg nach Theben durch die Stadt kamen, baten sie eine Sklavin, die sich um Opheltes kümmerte, um etwas zu trinken. Sie setzte das Kind auf den Boden, an eine Stelle, an der Petersilie wuchs. Eine Schlange biss den Jungen, der sofort starb. Die Sieben Helden nannten ihn Archemoros und hielten ihm zu Ehren als Totenfeier die ersten Spiele in Nemea ab, deren Gewinner als Trophäe Petersilienkränze erhielten.

Der Lorbeer ist in der griechischen und römischen Mythologie bekannt. Apollo, der Gott der Musik und Poesie, machte sich über den Liebesgott Cupido und dessen kleine Gestalt und winzigen Pfeile lustig. Also sorgte Cupido dafür, dass sich Apollo in die Wassernymphe Daphne verliebte. Aber Daphne hasste Apollo, der sie ständig verfolgte, und daher suchte sie Schutz bei ihrem Vater, dem Flussgott Peneus. Ihr Vater war alt und wusste, dass er nicht stark genug war, um gegen Apollo zu kämpfen, also verwandelte er stattdessen seine Tochter in einen Lorbeerbaum. Apollo war tief unglücklich und weinte um die Schönheit seiner Daphne. Er versprach, dass ihr Baum, der Lorbeerbaum, immer grün sein sollte, so dass er sich für immer an die Schönheit der Nymphe erinnern würde. Und er kümmerte sich um den Baum, um sein rücksichtsloses Verhalten wieder gutzumachen. Bis zum heutigen Tage sind Lorbeerkränze ein

In einem Teil des Ayurveda, im Atharvaveda, werden magische und heilende Kräuter mit ihren mythologischen Geschichten aufgelistet: Die Ashvini-Brüder, die menschlich waren, bekamen von Daksha, einem mächtigen Gott, der dafür verantwortlich war, die Welt mit Lebewesen zu füllen, das Wissen um die Kräuterkunde verliehen. Die Brüder gaben ihr Wissen über den heilenden und spirituellen Gebrauch an den Wettergott Indra weiter.

Die Wicca-Religion ist offen für die Weisheit aller Religionen. Viele meiner kräuterkundigen Freunde sind Christen, die die Hexenkunst praktizieren (die Kunst, nicht die Religion). Sie glauben daran, dass die magische Kraft der Kräuter von ihrem Gott kommt. Die folgenden Bibelstellen betonen die Bedeutung der Heilkräuter: Genesis 1,14; Ezechiel 47,12; Psalm 104,14, Kohelet 3,1-8 und Offenbarung 22,2.

Zeichen des Sieges und der Ehre für Dichter und Eroberer.

Judentum & Christentum

Der jüdisch-christliche Gott ist definitiv ein Freund der Kräuter. Im Buch der Könige 21,2 wird beschrieben, dass ein Teil des Feldes für die Kräuter abgetrennt werden soll. Im Alten und Neuen Testament werden sie immer wieder erwähnt. Wermut wächst in den Spuren, die die Schlange hinterlassen hat, als sie aus dem Garten Eden geworfen wurde. Und im Buch Jeremiah sagt Gott, er wird eben dieses Kraut den falschen und stolzen Propheten als Gift geben. Im Buch Genesis bittet Rachel Leah um Alraune, schon damals ein Liebeszauber, um schwanger zu werden. Im Alten Testament findet sich auch der bekannte Hinweis auf die „bitteren Kräuter", dargebracht auf dem Sederteller am Pessahfest (Exodus 12,8 und 4. Buch Mose 9,11). Forscher glauben, dass es sich bei den erwähnten Kräutern um einen Mix aus Minze, Löwenzahn, Meerrettich und Römersalat handelt.

Kräuter sind nicht nur in den ersten Büchern der Bibel von Bedeutung, auch Jesus wurde zu seiner Geburt mit Weihrauch und Myrrhe geehrt. Bei Matthäus und Lukas mahnt Jesus die Pharisäer, weil die nur Geld geben, aber kein gottesfürchtiges Leben führen. Er sagt, sie sollten nicht nur ihre Steuern in Weinraute, Minze, Dill und Kreuzkümmel zahlen, sondern diese Pflanzen weise nutzen und Glauben und Mitgefühl walten lassen. Man geht davon aus, dass die Weinraute, deshalb immer noch ein Symbol für Reue und Buße ist (von Hexen genutzt, um Flüche abzuwenden oder zu bereuen).

Rosmarin hat eine ganz eigene Geschichte zu erzählen. Man sagt, seine Blüten seien ursprünglich weiß gewesen, wurden dann aber blau als Zeichen der Buße, als die Jungfrau Maria sich auf ihrer Flucht vor den Soldaten Herodes ihren Umhang an einem Rosmarinbusch zerriss. Die christliche Mythologie besagt, dass Rosmarin in 33 Jahren nie höher als 2 Meter wachsen, und somit niemals höher als der erwachsene Jesus sein würde. Rosmarin wurde auch zum Symbol für Treue und Gedenken und wird daher oft in Hochzeitszeremonien oder bei Beerdigungen verwendet.

Jesus nutzt die Kräuter als Metapher für das Wachstum, wenn er davon spricht, dass ein Senfkorn klein und unscheinbar ist, aber zu einer großen und kräftigen Pflanze heranwächst, so groß, dass Erde und Himmel aufeinandertreffen und sich die Vögel darin ausruhen können. Man sagt, dass die Dornenkrone, die Jesus am Ende seines Lebens trug, aus Kreuzdorn gemacht war.

Bürsten aus Weinraute dienten früher dazu, Weihwasser zu versprühen, vorzugsweise vor der Hochmesse, um die Kirche spirituell zu reinigen. Sie können das Gleiche machen, bevor Sie einen Zauber oder ein Ritual abhalten: Nehmen Sie einfach Rosenwasser oder verdünntes Geraniumöl für Ihr eigenes Weihwasser.

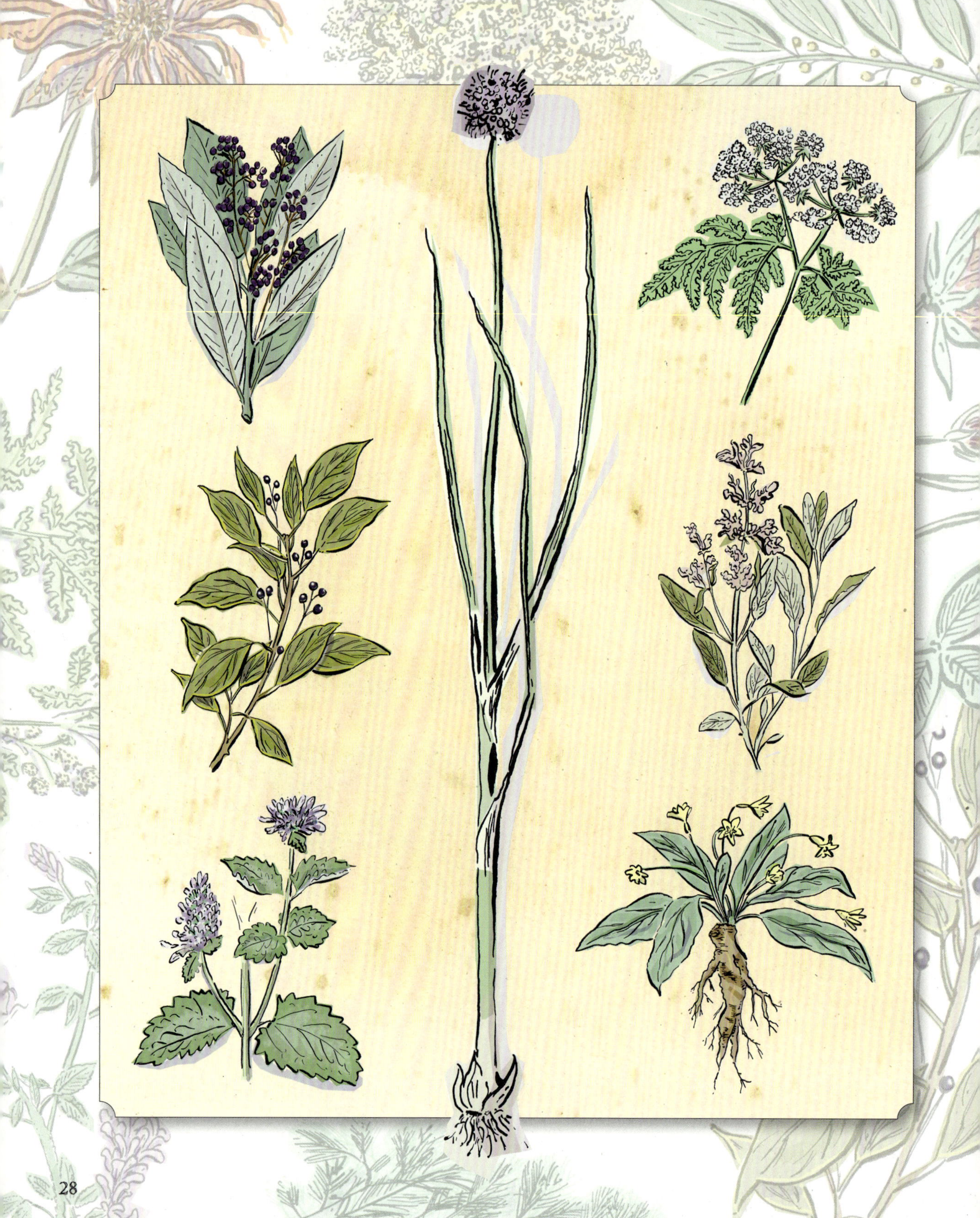

Kapitel 3

Kräuter anbauen und aufbewahren

Kräuter für magische Rituale und Zaubersprüche pflanzen Sie am besten selbst an. So wissen Sie, wo sie herkommen, womit sie gedüngt wurden und wie es sich anfühlt, gemeinsam mit ihnen zu leben.

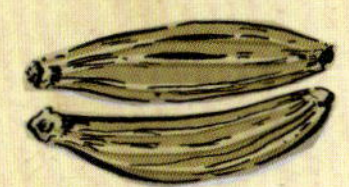

Sie wissen dann, dass sie nicht die negative Energie ausgebeuteter Feldarbeiter aufgenommen und auch keinen riesigen CO2-Ausstoß produziert haben, wenn sie aus entfernteren Ländern eingeflogen werden. Sie können auf den Einsatz von Chemikalien verzichten. Das ist vor allem dann wichtig, wenn Sie die Kräuter in einem Ritual auch verzehren. Und Sie können ihnen Ihre eigene Energie zukommen lassen, während Sie sich um ihr Wachstum kümmern. Denn in der Magie geht es schließlich darum, die richtige Energie aufzunehmen und das Universum positiv zu beeinflussen!

Der Einfluss der Mondphasen auf das Wachsen und Gedeihen der Kräuter

Der Mond spielt in der Magie und für das Anpflanzen magischer Kräuter eine wichtige Rolle. Gut, wenn Sie einen grünen Daumen haben, dann wachsen und gedeihen Ihre Kräuter wahrscheinlich zu jeder Mondphase, aber wenn Sie zur rechten Mondphase säen und ernten, dann werden Ihre Pflanzen wahrscheinlich gesünder und größer sein – und das bedeutet, sie haben eine größere magische Kraft.

Für uns Hexen steht der spirituelle Aspekt des Mondes an erster Stelle, aber es gibt auch physische Gründe, warum man die Mondphasen beim Pflanzen und Ernten beachten sollte, denn die Mondanziehungskraft bestimmt nicht nur die Gezeiten, sondern auch den Wasserstand im Boden. Bei abnehmendem Mond, und vor allem kurz vor Neumond, ist der Wasserspiegel der Erde am niedrigsten. Wenn man dann pflanzt oder erntet, dann muss man beispielsweise nicht in tropfnasser Erde arbeiten.

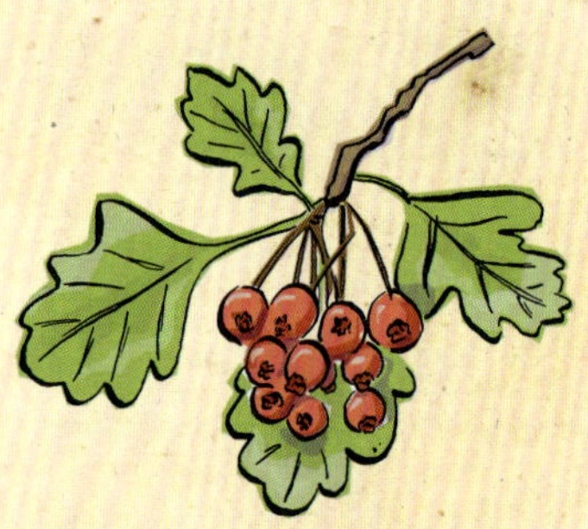

Neumond

Neumond ist eine schlechte Zeit für das Pflanzen oder Ernten von Kräutern: Man betrachtet diese Phase als eine Zeit des „Nichts", wenn Mutter Erde ausruht – und das sollten wir ihr nachmachen (betrachten Sie diese Zeit als eine Art Hexensonntag). Das Einzige, das ich für diesen Zeitraum empfehlen kann, ist das Abschneiden toter Blätter oder das Jäten der Beete, obwohl einige Hexen zu dieser Zeit gern immergrüne Kräuter pflanzen, denn diese sind ein Zeichen der Hoffnung, dass der Mond bald wieder zunehmen wird. Statt körperlich im Garten zu arbeiten, sollten Sie sich zu Neumond geistig beschäftigen: Entwerfen Sie Ihren neuen Kräutergarten schon einmal auf Papier. Was möchten Sie als Nächstes anbauen?

Zunehmender Mond

Die meisten Kräuter kann man gut zur Zeit des zunehmenden Mondes einpflanzen; so wie der Mond am Himmel wächst, so werden auch Ihre Kräuter wachsen. Nur Kräuter, die in Zusammenhang mit Gottheiten der Unterwelt stehen, bilden hier eine Ausnahme. Das Gleiche gilt für Pflanzen, deren wichtigster Teil vornehmlich unter der Erde wächst. Wenn Sie es noch etwas genauer nehmen wollen: Die Tierkreiszeichen des zunehmenden Mondes, die das Wachstum der Pflanzen beeinflussen, sind Skorpion, Stier, Steinbock und Krebs. Schauen Sie einfach im Internet nach, welches Tierkreiszeichen an einem bestimmten Tag regiert, oder informieren Sie sich in einem Buch zum Thema Gärtnern nach Mondphasen.

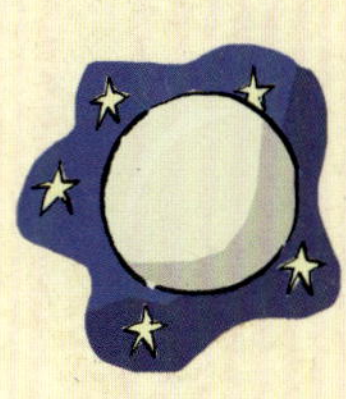

Vollmond

Die beste Zeit der Ernte von Pflanzen und Kräutern, die überirdisch wachsen, ist der Vollmond, denn magisch betrachtet, ist dies die Zeit der Vollendung, wenn die Dinge perfekt sind. Denken Sie daran, dass blühende Kräuter immer tagsüber (möglichst bei Sonnenschein) geerntet werden sollten. Wenn Sie Ihre Pflanzen zu einer anderen Tageszeit abschneiden müssen, weil sie zu groß werden oder es draußen langsam zu kalt wird, dann können Sie sie noch nachträglich mit einer Extraportion Magie versehen, indem Sie sie beim nächsten Vollmond auf den Altar legen, in magisches Öl einlegen oder in einen Zauberbeutel packen.

Abnehmender Mond

Das ist die richtige Zeit, um den Boden für weitere Saaten vorzubereiten (die Töpfe mit neuer Erde befüllen, Blumenkästen düngen, den Boden im Beet auflockern). Es ist auch die Zeit, jetzt Kräuter zu pflanzen, die mit den dunklen Göttern der Unterwelt,

Zauber

Damit Ihnen Gerechtigkeit widerfährt, spicken Sie eine Orange mit neun Gewürznelken und drücken einen kleinen Zweig Eisenkraut oben in die Orange hinein. Legen Sie die Orange neben Ihre Verträge/Urteile, wenn Sie rechtlichen Beistand brauchen, oder an ein nach Süden gerichtetes Fenster, wenn Sie sich durch etwas anderes ungerecht behandelt fühlen. Wenn die Sache bereinigt wurde, werfen Sie die Frucht beim nächsten Vollmond weg.

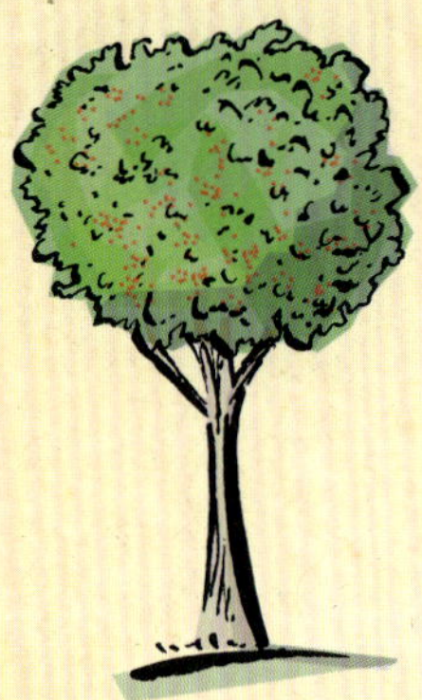

wie Hera, die sie wachsen lässt, in Kontakt stehen. Dazu gehören Knollengewächse, Kartoffeln, Wurzelgemüse und Wurzelkräuter wie Ingwer, also alles, wovon Sie den Teil ernten, der unter der Erde wächst.

Haben Sie Pflanzen, deren Samen reif sind, dann nehmen Sie jetzt die Samenschoten, trocknen sie und pflanzen sie nach dem nächsten Neumond ein (oder verwahren Sie einfach fürs nächste Jahr). Obstbäume oder Hölzer lassen sich zu dieser Zeit gut beschneiden, da der abnehmende Mond auch den Pflanzensaft nach unten zieht. Die meisten Kräuter lassen sich zu dieser Mondphase auch am besten für eine längere Lagerung vorbereiten, denn jetzt bleiben ihre Energie und ihr Nährwert weitestgehend erhalten.

Vollmondrituale

Der traditionelle Tag für die Zusammenkünfte der Coven sind die Vollmondrituale, Esbat genannt. Die Energie des Mondes ist jetzt auf ihrem Höhepunkt und unterstützt Zauber und magische Rituale. Früher kam noch ein praktischer Aspekt hinzu: Hexenzirkel trafen sich vor allem nachts auf Waldlichtungen oder auf Bergkuppen, und der Mond half ihnen dabei, ohne elektrisches Licht den Weg zu finden. Das Licht des Mondes machte es auch den Hexen des Altertums leicht, Pflanzen zu finden und zu ernten, wie beispielsweise die Mistel. Die Mistel wird traditionellerweise nachts geschnitten, denn dann hat sie mehr Macht, so sagt man, und die weißen Beeren sind im Mondlicht leicht auszumachen. Doch weil jeder weiß, dass die Mistel eine Zauberpflanze ist, wurde jeder, der sie erntete, sofort der Hexerei verdächtigt. Zu Zeiten, als dies als Verbrechen betrachtet wurde, war es besser, sich nachts auf die Suche nach Misteln zu machen, um nicht von anderen dabei beobachtet zu werden.

Sie müssen keinem Zirkel angehören, um den Vollmond zu feiern. Er erinnert jeden Wicca-Anhänger daran, der Spiritualität treu zu bleiben und einmal monatlich eine Pause vom Alltagsgeschehen einzulegen.

Gemäß der Wochentage pflanzen

Man kann die Pflanzen auch im Einklang mit den einzelnen Wochentagen aussäen – ein Kraut, das dem Sonnengott gewidmet ist zum Beispiel an einem Sonntag, und eins, das dem Liebeszauber dient, an einem Freitag, dem Tag der Liebesgöttin Venus. Haben Sie ein Kraut, von dem Sie sich wünschen, dass es fleißig gedeihen möge, dann sollten Sie es an einem Dienstag pflanzen, dem Tag, der Mars heilig ist. Er wird dem Pflänzchen ein wenig Extra-Kraft verleihen. Möchten Sie eine Pflanze schnell ernten, dann geben Sie ihr am Mittwoch eine Sonderportion Aufmerksamkeit. Dieser Tag ist Merkur heilig. Sein Einfluss wird das Grün schnell wachsen lassen.

Kräuter im Haus züchten

Man braucht nicht viel Platz, um Kräuter selbst zu züchten. Viele Kräuter lassen sich nicht nur für magische Zwecke nutzen, sondern sind auch in der Küche überaus hilfreich. Die Küche ist der ideale Platz, entweder auf der Fensterbank oder einfach in einem Regal. Oben auf dem Kühlschrank keimen die Saaten besonders gut, denn dort ist es schön warm – und die Töpfchen stehen nicht im Weg.

Ohne natürliches Licht ist die Auswahl der Kräuter, die Sie selbst ziehen können, natürlich begrenzt auf die anspruchslosen Sorten wie Basilikum, Pfefferminze und Rosmarin, die sogar eine Zeitlang ohne Sonnenlicht auskommen. Sie können sie schon in kleinen Töpfchen im Supermarkt kaufen, und wenn eine Pflanze eingeht, erhalten Sie so schnell Ersatz.

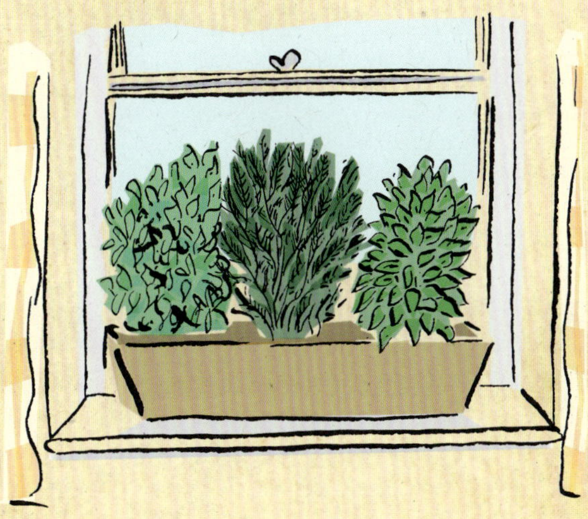

Kräuter auf der Fensterbank

Wenn Sie ein Küchenfenster frei haben, umso besser. Die Anzahl der Kräuter, die Sie darauf ziehen können, steigt enorm, auch wenn Sie immer die Bedingungen bedenken müssen, die dort herrschen, also Zugluft, Hitze vom Herd oder heißer Dampf vom Wasserkocher oder Spülwasser. Vergessen Sie nicht, dass Kräuterzauber nicht nur aus der Energie der Pflanzen besteht, sondern die gesamte Umgebung umfasst. Denken Sie daran, wenn Sie die Kräuter auswählen, die Sie gern auf Ihrer Fensterbank wachsen lassen würden.

- Finden Sie als Erstes heraus, in welche Richtung Ihr Küchenfenster zeigt. Wenn es nach Westen zeigt, dann sollten Sie vielleicht Kräuter nehmen, die mit Wasser assoziiert werden (das Element des Westens), zeigt es nach Süden, dann feurige Kräuter oder solche, die dem Sonnengott heilig sind (in Kapitel 4 finden Sie Einzelheiten zu Kräutern und ihren Verbindungen zu Gottheiten und Elementen).

- Als Nächstes denken Sie daran, wo Ihre Kräuter wachsen: in Ihrer Küche, einem Ort für Lebensmittel. Wählen Sie Kräuter aus, die in zweifacher Hinsicht nützlich sind und auch im Essen Verwendung finden können. So findet täglich ein kleines bisschen Magie statt, sogar dann, wenn Sie keine Zeit für einen ausgiebigen Zauber haben.

- Wenn Sie sich einmal entschlossen haben, welche Kräuter Sie anpflanzen wollen, dann nehmen Sie sich einen Moment Zeit und überlegen Sie sich, wie Sie sie anordnen wollen. Haben Sie beispielsweise ein kleines Eckregal mit drei Brettern, dann setzen Sie vielleicht das Basilikum (für Geld) oben auf das Regal, Chili (für eine feurige, leidenschaftliche Beziehung) in die Mitte und Kamille (für Friedfertigkeit) platzieren Sie auf dem untersten Regalbrett. Damit zeigen Sie, dass Geld auf Ihrer Agenda ganz oben steht, und eine dynamische (vielleicht sexuelle) Beziehung Ihnen im Leben wichtiger ist als Friede. Das mag genau das sein, was Sie wollen – dann ist alles okay. Aber wenn Sie sich nach weniger Stress sehnen, dann sollten Sie Ihr Kräuterregal vielleicht umarrangieren!

Führen Sie einige Wochen lang ein Lebensmittel-Tagebuch. Schauen Sie sich an, was Sie essen, und überlegen Sie, wie Sie sich gesünder ernähren könnten. Eine Möglichkeit ist die, Salz durch Kräuter zu ersetzen. Kaufen Sie sich ein Kräutersalz im Reformhaus, oder noch besser: Nehmen Sie die Kräuter, die Sie selbst ziehen. (Ein Kräutersalzrezept finden Sie auf Seite 128). Ihr Tagebuch hilft Ihnen auch dabei, herauszufinden, welche magischen Kräuter Sie Ihrem täglichen Essen beifügen können. Mögen Sie gern ein Brötchen mit Frischkäse zum Mittagsessen im Büro? Etwas Basilikum hinzugefügt hilft Ihnen dabei, bei der Arbeit mehr Geld zu verdienen. Fühlen Sie sich nach einem schweren Abendessen oft träge? Trinken Sie eine Tasse Fenchel- oder Pfefferminztee. Fenchel hilft nicht nur bei der Verdauung, sondern gibt auch einen Energieschub, und Pfefferminze mildert jegliche Spannungen, die sich während des Essens unter den Gästen aufgebaut haben.

Eine Portion Extra-Energie können Sie Ihren eingetopften Kräutern geben, indem Sie die Töpfe in magischen Farben anstreichen, etwa reines und friedliches Weiß für den Negativ-Vernichter Rosmarin, leidenschaftliches Rot für den Majoran, mit dem Sie die Mahlzeiten Ihres Partners würzen. Alternativ können Sie auch Eisenkraut in die Lieblingstasse eines Verstorbenen pflanzen und dieses Kraut dann nutzen, um während einer Meditation mit dieser Person in Kontakt zu treten. In einen Eierbecher (das Ei symbolisiert Fruchtbarkeit und Wachstum) können Sie etwa Kräuter wie Petersilie für Fruchtbarkeitszauber oder Basilikum für Wohlstand topfen.

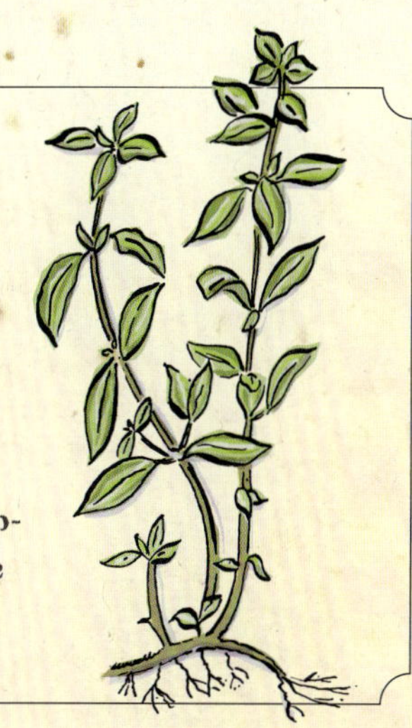

ZAUBER

Wenn Sie einen Zweig Ihrer Küchenkräuter abpflücken, dann danken Sie der Pflanze und Mutter Erde dafür, dass sie Sie mit dieser magischen Nahrung versorgen. Es muss sich dabei nicht um ein langes Gebet handeln, nur um ein paar Worte wie zum Beispiel: „Dieses Kraut ihr mir gebt, dafür Dank sich in mir regt."

Kräuter im Haus

Die Küche ist der natürliche Platz, an dem eine Hexe ihre Kräuter wachsen lässt, aber auch sonst im Haus lassen sich Kräuter anpflanzen. Wenn Sie bei der Auswahl der Kräuter umsichtig sind, dann ist fast jeder Ort im Haus geeignet, sogar dunklere Ecken können genutzt werden (der dunkle, feuchte Keller etwa eignet sich für Champignons).

Anfangs brauchen die meisten Kräuter Wärme und Sonnenlicht, um zu keimen. Sobald sie vier Blättchen haben (eins für jede Richtung – Norden, Süden, Osten, Westen), sind sie bereit dafür, umgetopft und umgestellt zu werden. Wie schon eingangs erwähnt, sollten Sie daran denken, welche Energie die Umgebung hat, in der Sie Ihre Kräuter wachsen lassen. Kräuter, die mit Liebe, Sexualität und Fruchtbarkeit zu tun haben, machen sich gut in Ihrem Schlafzimmer, und Kräuter für Geld, wie Basilikum, sollten im Eingangsbereich stehen oder neben dem Computer, mit dem Sie Ihr Budget verwalten. Sie werden Ihre Kräuter nicht neben die Toilette stellen wollen, denn dieses Symbol des Wegspülens wird sich nicht positiv auf die magische Energie der Kräuter auswirken!

Auch über die Größe des Topfes sollten Sie sich ein paar Gedanken machen: In größeren Töpfen lässt sich leichter mehr ziehen, aber sie brauchen auch viel Platz. Wenn Sie wenig Platz haben, aber gerne mehrere Kräuter einpflanzen möchten, dann sollten Sie sich einen sogenannten Erdbeertopf anschaffen. Das sind Keramik- oder Tontöpfe in Form einer Urne mit mehreren seitlichen Ausbuchtungen, in die eine Mischung verschiedener Kräuter nah beieinander eingetopft werden kann. Besonders gut klappt das mit Kräutern, die einander magisch ergänzen oder die eine ähnliche Energie haben. Also zum Beispiel Kräuter, welche die Intuition und das Selbstvertrauen stärken, der Intuition auch zu folgen – wie Majoran, Fenchel, Basilikum und Estragon. Oder ein Liebestopf mit Zitronenmelisse, Lavendel, Katzenminze und Rotem Klee, gekrönt von einer kleinen Mini-Rose. Den Erdbeertopf können Sie im Sommer auch auf die Terrasse oder in den Garten stellen und im Winter wieder ins Haus holen.

DEN TOPF AUSWÄHLEN

Der Topf sollte wenn möglich aus Terrakotta sein, denn das ist das natürlichste Material für einen Pflanzentopf. Plastik sollte man aus zweierlei Gründen vermeiden: Erstens ist es ein künstliches Material und gibt daher nichts an Ihre Pflanzen weiter, außer vielleicht Chemikalien, und zweitens sind Plastiktöpfe in der Regel schwarz – eine Farbe, die das Negative symbolisiert und normalerweise nur in negativen Zaubersprüchen oder zur Abwehr von Flüchen genutzt wird. Terrakotta- oder Keramiktöpfe lassen sich auch verzieren, zum Beispiel, wenn Sie die Töpfe in der Farbe anstreichen, die zum Kraut, das darin wächst, passt (Rot für die Liebe, Blau für Heilung, Gold für Reichtum), oder zeichnen Sie auf den Topf eine Rune oder ein magisches Siegel (Symbol), das Sie und/oder das Kraut repräsentiert, etwa ein nach oben gerichteter Pfeil für Gerechtigkeit.

Sowohl als Hexe als auch als verantwortungsvolle Erdbewohnerin halte ich viel vom Recycling. Aber seien Sie vorsichtig, wenn Sie Pflanzentöpfe wiederverwerten! Waschen Sie sie erst mit Seifenwasser oder einer Essiglösung aus, um alle Pilze und Krankheitskeime, die sich noch darin befinden mögen, zu beseitigen.

Kräuter draußen wachsen lassen

Ein großer Garten, Innenhof oder ein anderer Platz für große Töpfe, in denen Sie Ihre eigenen Kräuter pflanzen können, ist optimal, um sich so mit Pflanzen für Zauber und Rituale zu versorgen, denn das bedeutet, dass Sie genau wissen, wo die Kräuter herkommen, dass die Umgebung freundlich ist und dass Sie sie mit Ihrer eigenen Energie aufladen können.

Mutter Natur sorgt für uns, aber manchmal bemerken wir das gar nicht. Bevor Sie also eine Ecke Ihres Gartens umgraben, um dort Kräuter anzupflanzen, schauen Sie einmal genauer hin, was Sie dort als vermeintliches Unkraut bezeichnen. Vieles davon, wie zum Beispiel Brennnessel, ist ebenfalls von magischem Nutzen (siehe Seite 64).

Warum verwenden Sie nicht einfach Eierkartons, um Setzlinge zu ziehen, bis Sie sie in größere Töpfe oder ins Freiland umpflanzen können? Die eigenen sich wunderbar für kleine Pflänzchen, die Sie einzeln hegen und pflegen müssen, und enthalten keine Farbstoffe. Auch lassen sie sich ganz einfach direkt in größere Töpfe einsetzen und lösen sich dort mit der Zeit auf, kehren zurück zu Mutter Natur.

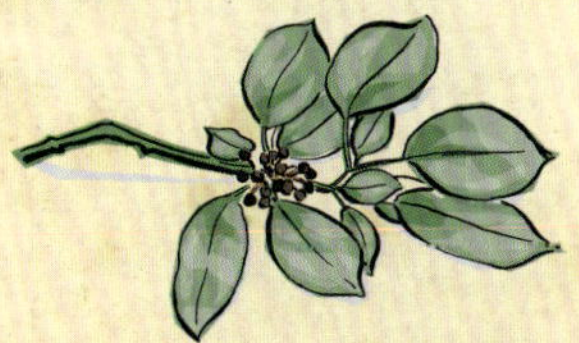

Kräuter im Garten anpflanzen

In einem Garten können Sie mehr Kräuter und vor allem verschiedene Sorten anpflanzen: Manche Kräuter wachsen weder drinnen noch in Töpfen auf der Terrasse. Wenn Sie also die Möglichkeit haben, dann versuchen Sie es mit diesen Pflanzen noch einmal im Garten, und vielleicht klappt es dann besser. Einige brauchen einfach mehr Erde oder einen schattigen und feuchten Platz unter einem Baum, und das ist im Haus nicht möglich.

Beschränken Sie sich nicht nur auf ein Kräuterbeet in Ihrem Garten, sondern legen Sie mehrere an. Gedeiht ein Kraut nicht an einer bestimmten Stelle, dann versuchen Sie es anderswo –

auch wenn auf der Verpackung steht, die Pflanze müsse im Schatten stehen, will Ihre Pflanze vielleicht einfach mehr Sonne! Seien Sie bei einigen Kräutern vorsichtig, die Sie direkt in die Erde setzen, denn Katzenminze, Salbei und Eisenkraut wachsen extrem gut und überwuchern in ein, zwei Jahren vielleicht das ganze Kräuter- und Blumenbeet. Besser ist es, diese Pflanzen in Töpfen zu ziehen.

Im Garten können Sie auch die Nachbarschaft der Pflanzen untereinander beeinflussen und so die Energie und physischen Eigenschaften der einen Pflanze für das Wachstum einer anderen nutzen. Um zum Beispiel Kohl beim Wachsen zu unterstützen, pflanzen Sie Thymian, Salbei, Wermut oder Rosmarin in seiner Nähe. Basilikum neben den Tomaten hält Haustiere fern, und die Süße der Tomaten und die Eigenschaften des Nachtschattengewächses gleichen die Strenge und Süße des Basilikums wiederum aus. Allerdings sollten Sie kein Basilikum neben Weinrauke setzen, denn das eine ist süß und das andere bitter – also irritieren die beiden Energien einander und keine der Pflanzen wird richtig gut gedeihen.

Kräuter im Blumenkasten oder auf der Terrasse

Kräuter auf der Terrasse oder auf dem Fensterbrett zu ziehen, ist fast so, als würden die Pflanzen drinnen an einem sonnigen Ort wachsen. Lesen Sie also noch einmal das entsprechende Kapitel dazu (siehe Seiten 33 - 36). Ein paar Dinge sollten Sie aber dennoch beachten: Große Töpfe oder Balkonkästen haben oft einen schlechten Wasserabfluss, und dann stehen die Wurzeln der Kräuter im Nassen und verrotten. Das können Sie umgehen, indem Sie den Boden des Topfes mit einer Lage Sand oder ein paar Kieselsteinen bedecken. Magisch wird das Ganze, wenn Sie dafür sogar Edelsteine nehmen: Tigerauge für Kräuter, die Reichtum bringen, Quartz, um die Energie aller Kräuter zu stärken, oder Amethyst, um die Energie der Kräuter zu mehren.

> Wenn Sie ein Kraut besonders gern mögen, dann probieren Sie auch die unterschiedlichen Arten einmal aus. Die Familie des Basilikums hat eine Vielzahl feiner geschmacklicher Nuancen zu bieten, von Zimtbasilikum bis Zitronenbasilikum. Auch beim Zaubern lassen sich die unterschiedlichen Energien nutzen. Sie sollten die einzelnen Pflänzchen jedoch in einiger Entfernung voneinander in den Boden setzen, damit sie sich nicht vermischen.

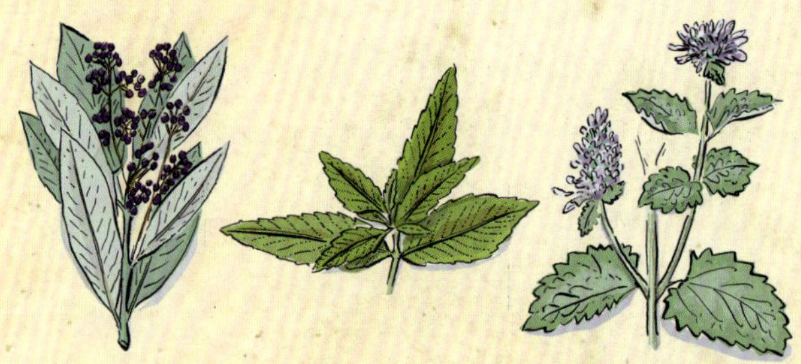

Kräuter in der Natur sammeln

Einige Kräuter lassen sich auch in großen Gärten nur schwer anbauen oder vielleicht steht Ihnen kein Garten zur Verfügung, aber Sie gehen gerne abends im Wald spazieren oder streifen am Wochenende durch die Berge. Das Sammeln von Kräutern in der Natur ist eine wunderbare Möglichkeit, der Natur und den heimischen Pflanzen näher zu kommen, ganz gleich, wie groß Ihre eigene Wohnung ist und ob Sie vielleicht keinen grünen Daumen besitzen. Blutigen Anfängern sei das Sammeln in der Natur allerdings nicht empfohlen! Vergewissern Sie sich zunächst, dass Sie erst einmal mit einem guten Bestimmungsbuch losziehen, das ausführliche Beschreibungen und Fotos bereithält. Eine andere Möglichkeit wäre, den örtlichen Botanischen Garten aufzusuchen und zu fragen, ob es dort Veranstaltungen zur Pflanzenbestimmung gibt. Es ist wichtig, dass Sie jeweils die richtige Pflanze erkennen und sie nicht mit einer ähnlichen verwechseln, die für das Zaubern wertlos oder schlimmer: giftig ist! Achten Sie darauf, wo Sie Ihre Kräuter sammeln. Betreten Sie keine eingezäunten Felder oder Gärten, Sie möchten ja nirgendwo eindringen. Denken Sie auch an die Energie einer Pflanze und ihrer Umgebung. Auch wenn diese Katzenminze auf dem Friedhof hier die einzige ist, die Sie finden können, so wird ihre freudige, fröhliche Energie doch von dem Kummer überschattet, der so viele Menschen mit diesem Ort verbindet. Und diese Knoblauchpflanze mag gesund aussehen, aber sie wächst direkt neben einer Hauptstraße oder einer Müllhalde. Die Pflanze nimmt die Gifte der Umgebung auf, und das macht sie nicht nur ungenießbar, sondern auch für eine magische Verwendung wertlos.

Und schließlich sollten Sie nicht gierig werden. Nehmen Sie nur so viel von einem Kraut, wie Sie für Ihren Zauber benötigen, und stellen Sie die Bedürfnisse von Mutter Natur immer über Ihren Wunsch, einen Zauber zu wirken. Wenn eine Pflanze noch jung oder klein ist, dann sollten Sie sie stehen lassen, auch wenn es die einzige in der Gegend ist. Und auch, wenn es so aussieht, als hätte dieser Haselnussstrauch ganz viele Nüsse, dann lassen Sie sie bitte hängen, wenn der kommende Winter hart werden könnte. Vögel und Eichhörnchen brauchen das Futter, um nicht zu verhungern. Und das ist wichtiger als Ihr Wunsch, ein magisches Ritual abzuhalten.

Schaffen Sie sich ein Notizheft für Ihre Kräutersammlung in der Natur an, oder reservieren Sie dafür ein paar Seiten in Ihrem Buch der Schatten. Tragen Sie dort jeden Ort ein, an dem Sie ein Zauberkraut gefunden haben. Auch wenn das Pflänzchen dieses Jahr noch zu klein ist, können Sie im nächsten Jahr wiederkommen und können dann dort vielleicht ernten. Achten Sie auch auf die heimische Tierwelt, und schreiben Sie auf, wie groß die Pflanzen sind und wie viel Sie ernten. So haben Sie auch einen Überblick darüber, wie groß die Auswirkungen Ihres Sammelns auf die Natur sind.

Wenn Sie keine Kräuter anpflanzen oder in der Natur sammeln können

Auch wenn ich immer die zu Hause gezogenen Kräuter beim Zaubern bevorzugen würde, gibt es doch leider ab und zu Gelegenheiten, zu denen dies nicht möglich ist, etwa weil eine bestimmte Pflanze in unseren Breitengraden nicht wächst oder weil man einfach keinen Platz, keine Möglichkeit oder einfach keine Zeit hat, selbst zu „gärtnern". In solchen Fällen ist es absolut in Ordnung, wenn Sie Ihre Kräuter fertig kaufen. Wenn möglich sollte es sich dabei um ein frisches Kraut im Topf handeln (siehe Seite 33), das Sie noch eine Weile bei sich zu Hause aufstellen, bevor Sie es für Ihren Zauber nutzen. Ein paar Wochen oder auch nur ein paar Tage bewirken da einiges, denn so kann die Pflanze sich auf Ihr Heim und Ihre Persönlichkeit einstellen, und wenn Sie sie nicht nur mit Wasser, sondern auch mit Energie versorgen, dann wird es wirklich „Ihr" Kraut. Zahlreiche Gartencenter, Bioläden und sogar Supermärkte bieten heutzutage ein reichhaltiges Angebot eingepflanzter Kräuter an.

Und sollte auch das alles nicht möglich sein, weil Ihnen einfach der Platz fehlt und Sie mitten in der Großstadt wohnen, dann schauen Sie sich nach jemandem um, der Sie mit Kräutern versorgen könnte. Vielleicht finden Sie einen Freund oder einen Verwandten, der für Sie ein paar Kräuter zieht oder sowieso schon welche in seinem Garten ausgesät hat, ohne zu wissen, dass diese auch magische Eigenschaften besitzen. Denn viele Zauberkräuter eignen sich ja auch hervorragend zum Kochen oder sehen einfach hübsch aus.

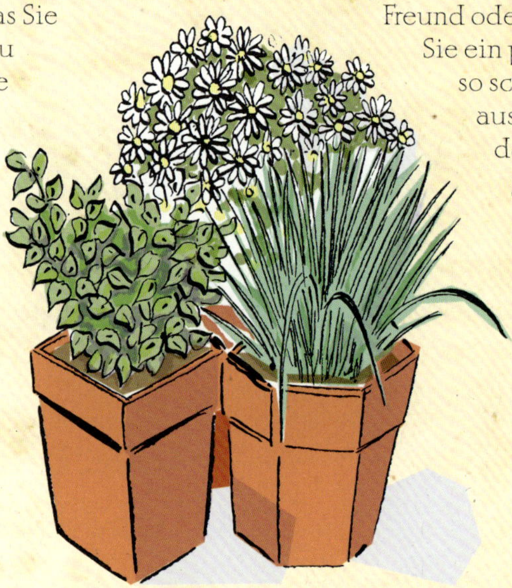

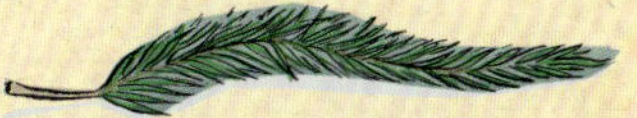

Finden Sie heraus, wer in Ihrem Bekanntenkreis ein begnadeter Gärtner ist und ob Sie so mit magischen Kräutern versorgt werden können.

Mehrere Jahre lang wohnte ich in einem Ein-Zimmer-Appartement, wo ich nur ein paar einfache Kräuter drinnen wachsen lassen konnte. Aber meine Mutter besaß ein großes Haus mit einem großen Garten, und auch wenn sie selbst nicht an der Hexenkunst interessiert war, so interessierte sie sich doch für alternative Heilmethoden und besaß deshalb einen gut bestückten Kräutergarten, an dem ich mich immer bedienen konnte, wenn ich zu Besuch kam. Manchmal bekam ich von ihr sogar schon fertig gemischte Kräutertees, und sie brachte mir etwas über den medizinischen Gebrauch einiger Kräuter bei, von dem ich noch nichts wusste. Fragen Sie also jeden, von dem Sie wissen, dass er einen Garten besitzt, ob Sie von dort nicht ein paar Kräuter bekommen könnten. Wenn Sie niemanden finden, dann müssen Sie sich einen guten Händler suchen, über den Sie Ihre Kräuter beziehen können. Auch wenn es viele Angebote inzwischen online gibt, so empfehle ich doch eher einen Laden in der Nähe, etwa einen Bioladen oder ein Esoterik-Geschäft. So können Sie sicher sein, dass die Kräuter ethisch und ökologisch unbedenklich angebaut wurden, und Sie können auch direkt prüfen, ob die Kräuter frisch sind und Sie kein altes, vertrocknetes oder schimmeliges Exemplar bekommen.

Nehmen Sie ein neu erworbenes Kraut in Besitz, indem Sie sich jedes Mal beim Gießen vorstellen, wie Ihre Energie in die Pflanze fließt, und halten Sie den Topf mit ausgestreckten Armen von sich, um so den Kreis des Lebens zu symbolisieren.

Das Ernten und Aufbewahren der Kräuter

Die schönsten und kräftigsten Kräuter nutzen Ihnen nichts, wenn Sie sie nicht mit Umsicht ernten und darüber nachdenken, wie Sie sie danach aufbewahren wollen. Natürlich ist es prima, wenn Sie Ihre Kräuter frisch nutzen können, aber das wird nicht immer möglich sein, also müssen Sie sich Gedanken machen, wie Sie die magische Kraft (und den guten Geruch, wenn Sie sie auch essen wollen) am besten konservieren, bis sie Verwendung finden. Es gibt mehr Möglichkeiten, als Kräuter nur zu trocknen. Im Folgenden erfahren Sie die besten Alternativen.

Ernten

Wenn die Zeit der Ernte kommt, dann behandeln Sie Ihre Pflanze respektvoll und wenden Sie sich ihr ganz persönlich zu, sowohl beim Akt des Erntens als auch spirituell. Beispielsweise sollten Sie während des Wachstums der Pflanze nie mehr als zehn Prozent auf einmal ernten und ihr dann wieder Zeit lassen, nachzuwachsen und zu genesen. (Wie lange das dauert, hängt vom Kraut ab. Ich schlage mindestens eine Woche vor, noch besser einen Mondzyklus lang, es sei denn, es handelt sich um ein schnell wachsendes Küchenkraut wie Basilikum oder Minze.)

Bei einjährigen Pflanzen, die im nächsten Frühjahr neu ausgesät werden müssen, ist es in Ordnung, am Ende der Saison so viel zu ernten, wie man braucht, und vielleicht überstehen sie auch einen leichten Frost und eignen sich immer noch zum Zaubern. Mehrjährige Pflanzen (also solche Kräuter und Pflanzen, die jedes Jahr wiederkommen) müssen genügend Zweige behalten, um darin Energie zu speichern und so den Schnee im Winter zu überstehen. Am besten ist es daher, die Ernte bei diesen Pflanzen schon ein oder besser zwei Mondzyklen vor dem ersten Frost zu beenden, so dass sie genug Zeit haben, sich zu regenerieren und Kraft zu tanken.

Bei einem blühenden Kraut wie der Minze, bei dem Sie nur die Blätter nutzen wollen, sollten Sie das meiste ernten, bevor die Pflanze erblüht, denn die Blüten entziehen dem Kraut eine Menge seiner Energie und ätherischen Öle. Und wenn Sie nur die Blüten ernten wollen, wie bei der Kamille, dann pflücken Sie die direkt beim ersten Aufblühen, denn so würdigen Sie die Schönheit der Blüte und nehmen doch das Maximum an Energie mit.

> **Wenn Sie etwas von Mutter Erde bekommen, dann geben Sie auch etwas zurück: Anstatt den letzten kleinen Bissen und Schluck Ihres Lieblingsessen zu genießen, geben Sie es an die Wurzeln des Krautes, das Sie gleich ernten werden.**

Viel gibt es zu beachten, wenn Sie Ihre Kräuter ernten wollen: vom Wochentag, der Mondphase (siehe Seite 31) bis hin zur Tageszeit, die sowohl magisch als auch real Einfluss hat. Der frühe Morgen ist eine gute Zeit fürs Ernten, denn danach bleibt nicht nur viel Zeit, in der Sie Ihre Kräuter für die Lagerung weiterverarbeiten können, sondern die Kräuter wurden auch symbolisch durch den Morgendunst gereinigt. Zu dieser Zeit sind auch die ätherischen Öle am stärksten, da sie sich in der Nacht konzentrieren, dann über den Tag hinaus, wenn die Sonne die Pflanze erwärmt, freigeben werden. Das bedeutet zwar nicht, dass Sie nicht auch zu einer anderen Tageszeit Kräuter ernten können, denn: Sie möchten vielleicht Kräuter ernten, die bei der Dämmerung gerade mit Elfen und Feen in Verbindung stehen oder mit Unterweltgottheiten oder der Mondgöttin in der Nacht, wenn das Mondlicht Sie leitet.

Trocknen

Am leichtesten lassen sich Kräuter durch Trocknen dauerhaft konservieren. Damit ist nicht gemeint, eine Pflanze austrocknen zu lassen, bis sich ihre Blätter zu Staub verwandeln! Trocknen bedeutet, dass ein Großteil der Feuchtigkeit entfernt wird, so dass die Pflanze nicht mehr von Pilzen oder Bakterien befallen werden kann. Sie sollte sich dabei trocken anfühlen, aber noch einen kleinen Rest Feuchtigkeit zurückbehalten. Das, was Sie schon abgeschnitten haben, sollten Sie nicht allzu lange auf dem Boden liegen lassen, denn sonst kehrt die magische Energie, während die Zweige absterben, wieder zurück zu Mutter Erde, und Sie möchten doch, dass so viel wie möglich davon erhalten ist, wenn Sie damit zaubern.

Es scheint logisch, die Kräuter im Sonnenlicht zu trocknen und sie so vom Sonnengott segnen zu lassen, aber auf diese Weise trocknen sie zu schnell, und die Sonnenstrahlen zerstören die ätherischen Öle. Legen Sie Ihre Kräuter besser an einen dunklen oder halbdunklen Ort, an dem es warm und trocken, aber nicht heiß ist, zum Beispiel auf den Dachboden, in den Küchenschrank, einen ungenutzten Raum oder auch in eine Lufttrockenkammer, wenn es dort nicht zu heiß wird.

Sie können die einzelnen Stängel der Kräuter ausbreiten, wenn der Platz dazu ausreicht. Ich binde sie lieber zu Bündeln zusammen, weil das netter aussieht und ich sowieso in der Regel mehr als einen Stängel brauche, und so spare ich auch noch Platz. Blühende Pflanzen oder solche mit Samenständen sollten Sie mit dem Kopf nach unten aufhängen. So kann die Energie in die Blüten fließen, sie bleiben besser erhalten (die Blütenblätter fallen nicht ab) und sehen so auf dem Altar einfach schöner aus.

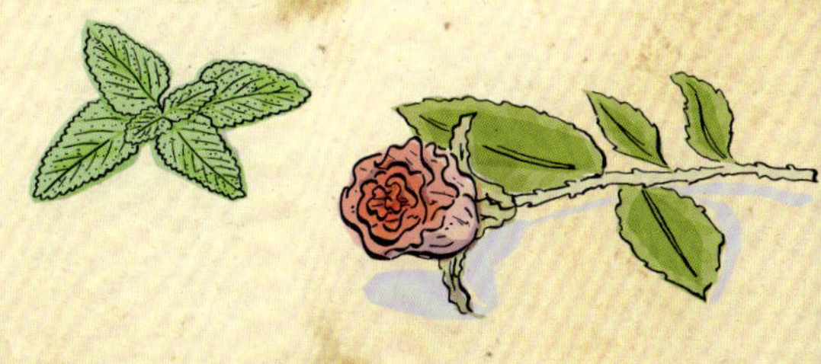

Man kann Kräuter auch trocknen, indem man sie mit Salz bedeckt: Füllen Sie eine Schüssel etwa zwei bis drei Zentimeter tief mit Salz. Dann legen Sie die Blätter der Pflanze oder des Krauts hinein, bedecken das wiederum mit Salz, legen dann die nächste Schicht Blätter hinein und so weiter. Nach einem Mondzyklus sind die Kräuter getrocknet und auch das Salz hat einen leichten Kräutergeschmack angenommen, das Sie nun zum Kochen verwenden können oder damit Ihren Altar dekorieren – als Symbol des Elements Erde. Das Gleiche ist auch mit Zucker möglich. Dabei unbedingt darauf achten, die Dose gut zu verschließen, damit keine Insekten hineinkrabbeln! Während man alle Kräuter mit Salz konservieren kann, empfehle ich nur solche in Zucker zu trocknen, die gut zu der Süße passen, wie etwas Pfefferminze, Zitronenmelisse, Lavendel oder Rosenblüten.

Kräuter pressen

Möchten Sie magische Bilder mithilfe von Zauberkräutern herstellen oder sie als Dekoration auf Ihrem Altar verwenden, dann können Sie die Kräuter auch pressen. Sie brauchen dazu ein paar Bögen unbehandeltes Seidenpapier oder Löschpapier, legen vorsichtig ein paar Stängel und Blätter zwischen zwei Blätter und dann am besten ein paar schwere Bücher obendrauf. Lassen Sie das Ganze ein paar Wochen ruhen. Zwar können Sie ab und zu nachsehen, wie weit die Kräuter sind, aber sie trocknen besser und gleichmäßiger, wenn Sie sie in Ruhe lassen.

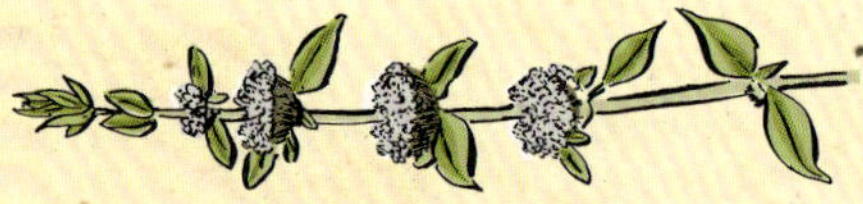

Wenn Sie Zauberkräuter pressen wollen, dann überlegen Sie doch, ob Sie sie nicht zwischen den Seiten Ihres Buchs der Schatten oder eines anderen Zauberbuchs legen wollen, wenn Sie dieses eine Weile nicht benötigen.

Zauber

Binden Sie Ihre Kräuter zum Trocknen zu Bündeln, dann können Sie mit dem Knotenzauber noch ein bisschen Magie wirken lassen. Wickeln Sie die Schnur viermal um die Stängel (das symbolisiert die vier Elemente Erde, Feuer, Luft und Wasser), dann machen Sie drei Knoten und sagen:

„Einmal knoten und der Zauber beginnt,
zweimal knoten und es hält,
dreimal knoten gibt Sicherheit,
danke, Mutter Erde, für deine Großzügigkeit!“

Kräuter in Öl konservieren

Die meisten Kräuter, egal ob blättrig oder holzig, kann man in Öl konservieren. Das Öl lässt sich für alle Arten der Zauberei nutzen, in Zauberflaschen, zum Salben, zum magischen Kochen oder um Sorgen wegzumassieren. Am besten nutzen Sie als Grundlage ein mildes Öl wie Oliven- oder Rapsöl, wenn Sie damit später auch kochen möchten. Mandelöl oder Hagebuttenkernöl eignet sich gut, wenn das Öl später vor allem bei Ritualen, Salbungen oder Massagen Verwendung findet. Ich lege am liebsten die ganze Pflanze in Öl ein, um so deren ganze Energie zur Verfügung zu haben. Dabei stecke ich einfach Zweige des entsprechenden Krauts in eine Flasche Öl und lasse es eine Weile ziehen (mindestens eine Mondphase lang, aber es bleibt sogar ein Jahr oder länger haltbar).

Andere bevorzugen eine kräftigere Mischung. Dazu mischt man eine Tasse klein gehackter oder zerpflückter Kräuter (ca. 150 g) mit einer Tasse Öl (ca. 250 ml). So riecht es stärker und man muss es nicht so lange ziehen lassen, ein paar Stunden reichen meist schon. Ich finde jedoch, dass diese Mischung nicht so lange haltbar ist wie die zuvor erwähnte Methode.

Kräuter einfrieren

Wollen Sie Ihre Kräuter so frisch wie möglich, können Sie jedoch nicht sofort verwenden, dann frieren Sie sie einfach ein. Manche Hexen mögen keine eingefrorenen Zutaten für ihren Zauber, seien es Kräuter oder Lebensmittel, weil sie der Ansicht sind, mit dem Einfrieren würde auch die Energie einfrieren. Auch ist das Einfrieren an sich eine Maßnahme, mit der man Negatives aufhält (siehe unten). Geschieht das Ganze jedoch mit Respekt den Kräutern gegenüber und lässt man die Pflanze komplett auftauen, bevor man sie in einem Zauber oder Ritual nutzt, und sofern kein Gefrierbrand die Kräuter beschädigt hat, dann ist es meiner Ansicht nach völlig in Ordnung, mit gefrorenen Kräutern zu zaubern.

ZAUBER

Soll eine Person Sie in Ruhe lassen oder aus Ihrem Leben verschwinden, dann schreiben Sie deren Namen mit schwarzer Tinte oder einem schwarzen Filzstift auf ein Stück Papier. Legen Sie den Zettel in einen Behälter und füllen Sie ihn zu drei Vierteln mit Wasser (damit es sich beim Einfrieren ausdehnen kann). Vergewissern Sie sich, dass der Zettel von Wasser bedeckt ist. Stellen Sie den Behälter hinten in Ihr Tiefkühlfach, und lassen Sie so die Person aus Ihrem Leben „herausfrieren". Ist die entsprechende Person verschwunden, schütten Sie das Eis weg.

So erkennen Sie Kräuter, die nicht mehr gut sind

Wenn Sie Kräuter sammeln, die Sie beim Zaubern und für Rituale brauchen, ist es wichtig, dass diese in einem guten Zustand und voller Energie sind. Kranke Pflanzen oder solche, die falsch gelagert wurden, schaden zwar nicht (solange Sie sie nicht essen wollen), aber sie helfen Ihnen nicht beim Zaubern oder lassen Ihre Magie sogar unwirksam werden. Nehmen Sie niemals faulende Pflanzen, sondern sehen Sie sich die frischen Kräuter an, und schauen Sie, ob Sie Krankheiten, Überwässerung, Kraftlosigkeit und einen Mangel ätherischer Öle an den Blättern, die Sie ernten wollen, erkennen können. Ihre getrockneten Kräuter sollten Sie nach zwei, drei Tagen noch einmal begutachten und nachsehen, ob sie noch trocken sind und sich kein Kondenswasser angesammelt hat. Finden Sie Feuchtigkeit, dann können Sie das Kraut noch retten, indem Sie es dann noch etwas länger trocknen lassen.

Holen Sie ein Zauberkraut aus der Vorratsdose hervor, schauen Sie es sich genau an und riechen Sie daran. Hat sich die Farbe verändert, ist es grau geworden? Riecht es so, wie es sollte? Hat es sein Aroma verloren oder schmeckt es schal, dann ist es wahrscheinlich nicht mehr gut. Die meisten Kräuter sollte man nicht länger als ein Jahr aufbewahren, nur Rinden und Wurzeln können in der Regel zwei oder sogar drei Jahre lang verwendet werden.

Ein Tipp: Aufkleber auf den Gefrierbeuteln, Ölflaschen und Kräutergläsern mit Namen der Kräuter und dem Datum der Ernte und des Einlagerns. Ich schreibe gern noch ein paar weitere magische Informationen dazu: die Mondphase, den Wochentag und welche Kräuter ich am selben Tag noch gesammelt habe. Ist das Kraut aufgebraucht, dann klebe ich den Aufkleber in mein magisches Tagebuch und notiere, für welchen Zauber oder bei welchen Ritualen ich es verwendet habe. Mit der Zeit bekomme ich so ein Gefühl dafür, wann die beste Zeit ist, Zauberkräuter zu ernten, und ich kann einen Zusammenhang zwischen den unterschiedlichen Kräutern und dem Zeitpunkt, wann sie nicht mehr gut sind, herstellen. Ich habe zum Beispiel herausgefunden, das Zauberkräuter aus der Familie der Pfeffergewürze, vor allem Cayenne und rotes Chili, aber auch weiße Pfefferkörner, ihre magischen Eigenschaften sehr schnell verlieren, auch wenn sie immer noch gut riechen und man sie noch zum Kochen nehmen kann.

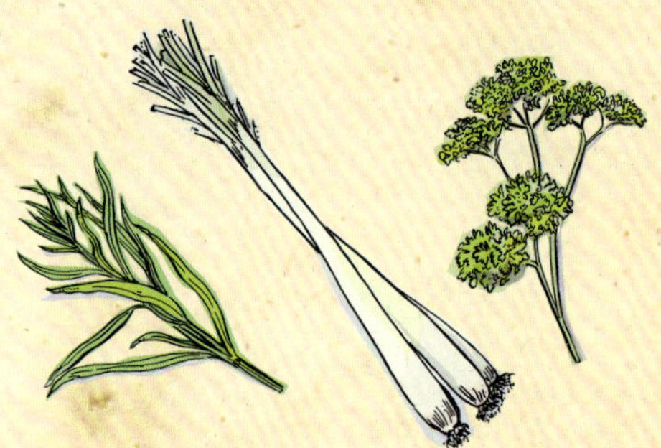

Nur weil ein Kraut nicht mehr zum Zaubern oder als Altardekoration geeignet ist, heißt das nicht, dass Sie es wegwerfen müssen. Hübsche oder noch duftende Kräuter kann man noch in Potpourris verwenden.

Kandierte Kräuter und Kräutermarmeladen

Möchten Sie gern ein bisschen herumexperimentieren und einige ungewöhnliche Möglichkeiten kennenlernen, wie sich Kräuter haltbar machen lassen? Und Sie lieben ein wenig Küchenzauber? Dann probieren Sie es doch einmal mit kandierten Kräutern oder Kräutermarmelade. Natürlich eignet sich nicht jedes Kraut dafür, aber Sie können wunderbare Kompositionen magischer Kräuter und Früchte in Marmeladen ausprobieren.

Lavendel und Holunderbeeren in der Marmelade machen daraus einen Aufstrich, der die Nerven beruhigt und Schutz verspricht. Etwas Chili in der Erdbeermarmelade bringt neues Leben ins Schlafzimmer … Die Möglichkeiten sind nahezu unbegrenzt. Sie können die Kräuter schon beim Einkochen hinzufügen oder erst kurz vor dem Servieren, wenn Sie mit fertig gekaufter Marmelade vorlieb nehmen müssen. Ich habe vor Kurzem damit begonnen, kandierte Kräuterbällchen herzustellen. Das ist etwas schwieriger als einfach die Kräuter einer fertigen Marmelade beizufügen, aber sie eigenen sich wunderbar als kleine Geschenke für Hexen oder Liebhaber süßer Dinge. Vor allem kräftige Kräuter werden durch den Zucker in ihrem Geruch etwas gemildert. Um kandierte Kräuter herzustellen, müssen Sie den Zucker sehr stark erhitzen, so dass sich diese Methode der Konservierung für sehr feine Kräuter nicht eignet. Aber Rosmarin, Nelke oder Pfefferminze sind perfekt. Hier das Rezept:.

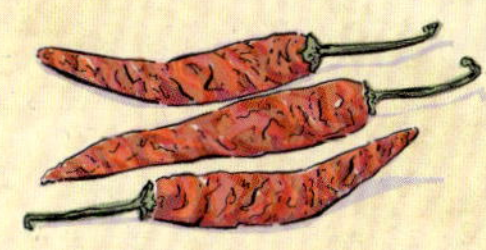

Kandierte Kräuter

Kochen Sie die Kräuter Ihrer Wahl mit zwei Tassen Wasser (480 ml) auf und machen Sie daraus einen starken Kräutersud. Dann geben Sie die Flüssigkeit zusammen mit sechs Tassen Zucker (100 g) in eine große Pfanne und erhitzen das Ganze, bis es Blasen wirft. Achtung: Die Mischung ist dann extrem heiß und kann Verbrennungen hervorrufen!

Schütten Sie die Mischung in eine gefettete Ofenform und lassen Sie sie abkühlen. Wenn die Masse warm, aber noch nicht erhärtet ist, formen Sie daraus kleine Bällchen oder schneiden kleine Stücke.

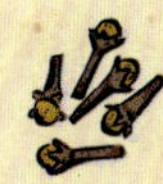

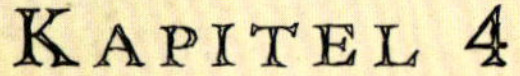

Kapitel 4

Die 52 wichtigsten Zauberkräuter

Dieses Kapitel ist das magische Herz dieses Buchs. Es listet 52 Zauberkräuter auf, sortiert nach den Elementen, zu denen sie gehören – Erde, Luft, Feuer oder Wasser. Die Zahl 52 ist willkürlich gewählt. Es schien mir, dass damit die wichtigsten Kräuter, die im Garten oder in der Natur wachsen (wie Basilikum, Pfefferminze und Wilder Knoblauch), als auch jene, die man problemlos kaufen kann (Chili, Kardamom und Zimt zum Beispiel) abgedeckt sind. Hinzu kommen noch ein paar wahre Zauberkräuter wie Alraune, die schwer zu beschaffen, aber für die Magie von großer Bedeutung sind.

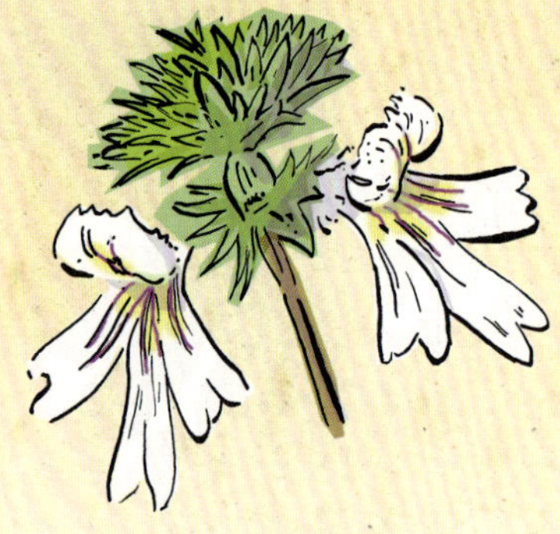

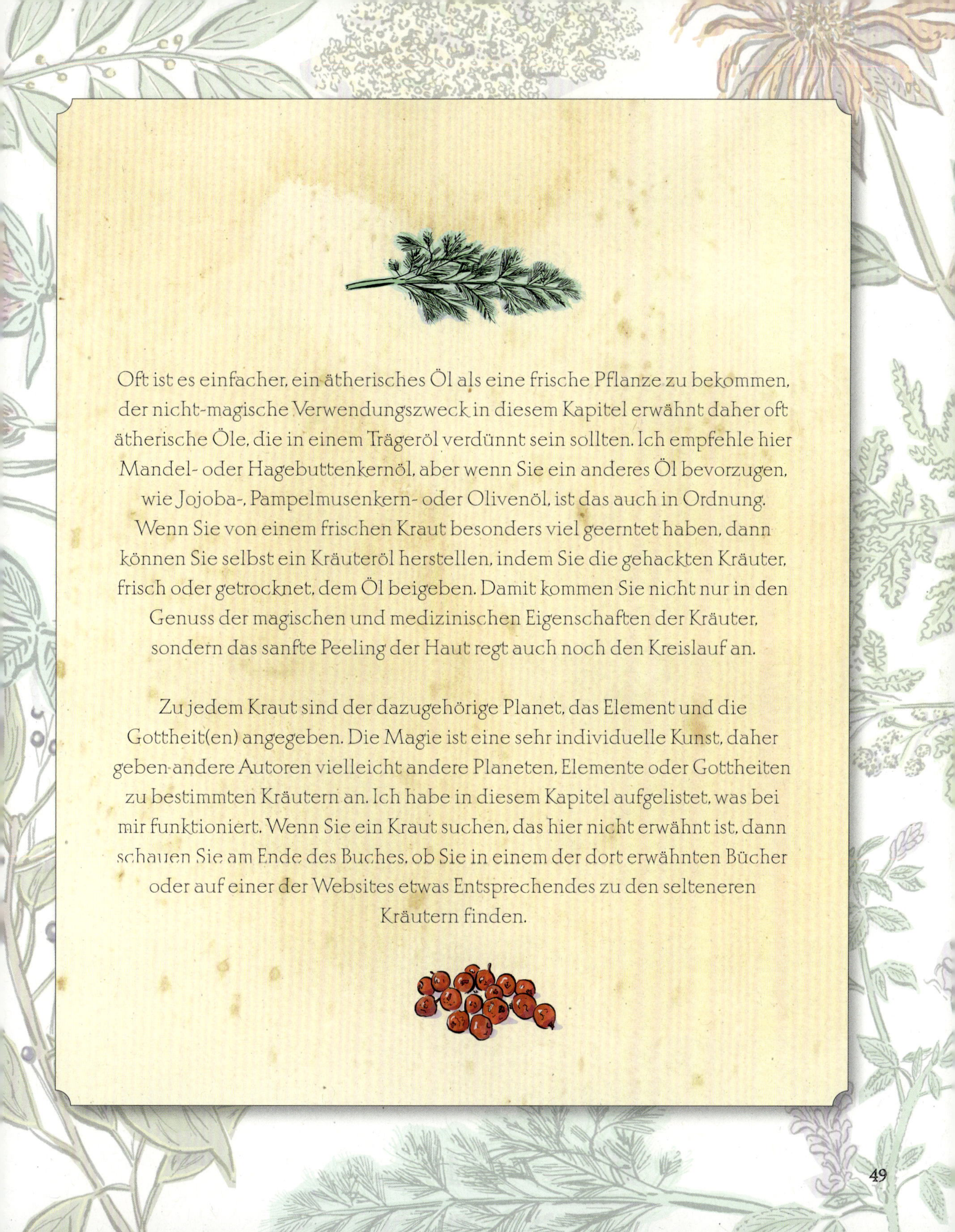

Oft ist es einfacher, ein ätherisches Öl als eine frische Pflanze zu bekommen, der nicht-magische Verwendungszweck in diesem Kapitel erwähnt daher oft ätherische Öle, die in einem Trägeröl verdünnt sein sollten. Ich empfehle hier Mandel- oder Hagebuttenkernöl, aber wenn Sie ein anderes Öl bevorzugen, wie Jojoba-, Pampelmusenkern- oder Olivenöl, ist das auch in Ordnung. Wenn Sie von einem frischen Kraut besonders viel geerntet haben, dann können Sie selbst ein Kräuteröl herstellen, indem Sie die gehackten Kräuter, frisch oder getrocknet, dem Öl beigeben. Damit kommen Sie nicht nur in den Genuss der magischen und medizinischen Eigenschaften der Kräuter, sondern das sanfte Peeling der Haut regt auch noch den Kreislauf an.

Zu jedem Kraut sind der dazugehörige Planet, das Element und die Gottheit(en) angegeben. Die Magie ist eine sehr individuelle Kunst, daher geben andere Autoren vielleicht andere Planeten, Elemente oder Gottheiten zu bestimmten Kräutern an. Ich habe in diesem Kapitel aufgelistet, was bei mir funktioniert. Wenn Sie ein Kraut suchen, das hier nicht erwähnt ist, dann schauen Sie am Ende des Buches, ob Sie in einem der dort erwähnten Bücher oder auf einer der Websites etwas Entsprechendes zu den selteneren Kräutern finden.

Erde ☆ Norden

WILDER KNOBLAUCH

PLANET: Mars

GOTTHEIT: Hekate, Göttin der Unterwelt

MAGISCHE VERWENDUNG: verbannend, Flüche brechend, innere Stärke, Schutz

NICHT-MAGISCHE VERWENDUNG: Eine durchgeschnittene Knoblauchknolle auf Hautflechten oder andere Hautinfektionen gelegt, unterstützt die Heilung. Knoblauch im Essen soll den Cholesteringehalt verringern. Er stimuliert das Immunsystem, hilft daher bei Grippe und Erkältungen.

ZAUBER

Damit eine Person Sie nicht länger belästigt, schreiben Sie deren Namen mit einem schwarzen Stift auf ein weißes Stück Papier, rollen den Zettel zusammen und binden wilden Knoblauch herum. Begraben Sie das Ganze so weit wie möglich von Ihrem Haus entfernt.

KREUZKÜMMEL

PLANET: Mars

GOTTHEITEN: Prometheus, Gott der Schöpfung und Stärke; Pele, Göttin des Schutzes und des Feuers

MAGISCHE VERWENDUNG: Körperlicher und spiritueller Schutz, schützt vor Pech

NICHT-MAGISCHE VERWENDUNG: Schützt vor Blähungen und Aufgeblähtsein; kann als Tee getrunken werden oder einfach die Samen langsam zerkauen. Eine Mischung aus Salz und Kreuzkümmel hilft bei vielen Vogelkrankheiten, vor allem bei Tauben.

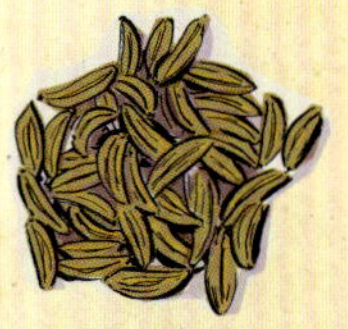

ZAUBER

Legen Sie einige Kreuzkümmelsamen unter oder in ein Objekt, um es vor Diebstahl zu schützen.

ECHTES EISENKRAUT

PLANET: Venus

GOTTHEITEN: Cerridwen, Göttin der Gestaltwandlung; Isis, Göttin der Magie und der Kinder; Kali, Göttin des Todes

MAGISCHE VERWENDUNG: Frieden, geistiger Schutz, Heilung; Magie, um Kindern zu helfen

NICHT-MAGISCHE VERWENDUNG: Aus den Blättern und Wurzeln kann man einen Tee bereiten (unterstützt den Milchfluss beim Stillen und hilft bei Durchfall; hat einen beruhigenden Effekt). Die hübschen Blüten eigenen sich als essbare Dekoration. Frische zerstoßene Blätter in einem kalten Wickel helfen bei Kopfschmerzen. Die Indianer sammelten früher die Samen nach der Blüte, rösteten und mahlten sie, um daraus kleine Brotrollen zu backen, die man vor den Ritualen aß.

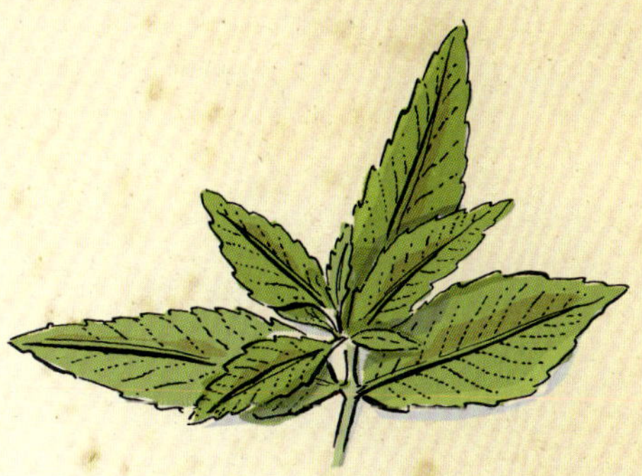

ZAUBER

Wenn jemand, den Sie nicht mögen, Sie in Ruhe lassen soll, knoten Sie ein paar Eisenkrautstängel zusammen und tragen sie um Ihren Hals.

PIMENT

PLANET: Mars

GOTTHEIT: Aphrodite, Göttin der Liebe und des Mitgefühls.

MAGISCHE VERWENDUNG: Heilung, Mitgefühl, Glück

NICHT-MAGISCHE VERWENDUNG: Piment hat eine antiseptische und leicht betäubende Wirkung. Es hilft (in der Regel dem Essen beigefügt) bei Brustinfektionen und Gelenk- und Muskelschmerzen (als Öl auf die Haut gerieben). Piment fördert die Verdauung und ist daher oft Bestandteil von Gebäck, das man zum Abendessen reicht, oder schwer verdaulichem Brot. Die Beeren schmecken wunderbar in Glühwein und Tee. Mit einem Tee aus den Blättern kann man den bitteren Geschmack anderer Heilkräuter überdecken. Das ätherische Öl des Piments ist hilfreich bei Stress und leichten Depressionen.

ZAUBER

Um jemandem Heilung zukommen zu lassen, schreiben Sie den Namen der Person mit einem blauen Stift auf ein weißes Blatt Papier. Dann verteilen Sie ein wenig Piment um den Namen herum, und zwar im Uhrzeigersinn, während Sie sich die Person glücklich und gesund vorstellen. Werfen Sie den Zettel weg, wenn es demjenigen wieder besser geht.

MUTTERKRAUT

PLANET: Venus

GOTTHEITEN: Poseidon, Gott des Meeres und der Reise; Aquarius, Gott des Wassers

MAGISCHE VERWENDUNG: Reisen, körperlicher Schutz, Gesundheit, innere Kraft

NICHT-MAGISCHE VERWENDUNG: Kann, als Tee getrunken, bei Migräne helfen. Verhilft bei Schmierblutungen zu einer regelmäßigen Periode. Die Blüten können Übelkeit auslösen. Wächst zahlreich in Hecken.

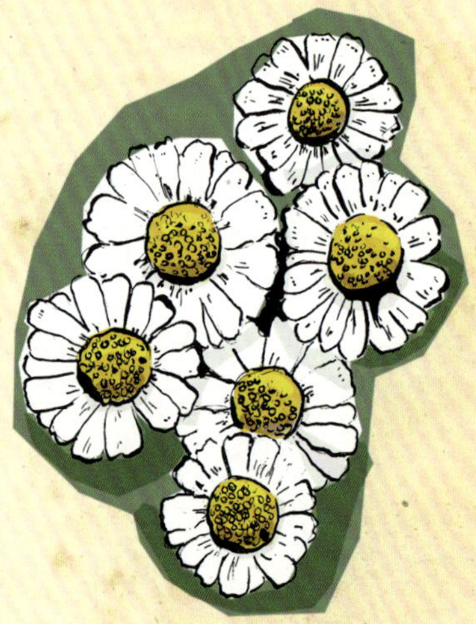

ZAUBER

Um sich bei Reisen auf dem Wasser zu schützen, werfen Sie ein paar Mutterkrautblüten über Bord, wenn Sie losfahren und wenn Sie wieder im Hafen ankommen.

ESTRAGON

PLANET: Venus

GOTTHEIT: Artemis, Göttin der Jagd

MAGISCHE VERWENDUNG: Selbstvertrauen, Drachenzauber (Drachen-Visionen, in denen Drachen geistige Führer sind)

NICHT-MAGISCHE VERWENDUNG: Die Wurzel des Estragons hilft bei Zahnschmerzen. Direkt die schmerzende Stelle einreiben. Estragon schmeckt gut zu Rührei!

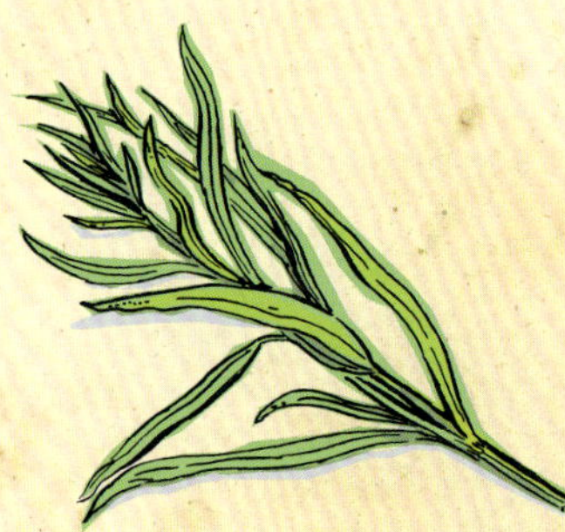

ZAUBER

Um Ihr Selbstvertrauen zu stärken und ein bestimmtes Ziel zu erreichen, essen Sie ein Gericht mit Estragon, bevor Sie zu Bett gehen. So kann das Kraut seinen Zauber über Nacht entfalten.

PATSCHULI

PLANET: Saturn

GOTTHEITEN: Gaia, Göttin der Fruchtbarkeit; Pan, Gott der Lust und Manneskraft

MAGISCHE VERWENDUNG: Manneskraft, Sexualität, Fruchtbarkeit, Geld, Weissagung

NICHT-MAGISCHE VERWENDUNG: Aufgrund seines starken Duftes überlagert es andere Gerüche. Sein ätherisches Öl, vermischt mit Mandel- oder Hagebuttenkernöl, hilft bei trockener, schuppiger Haut, bei Akne und ausgeprägten Krampfadern.

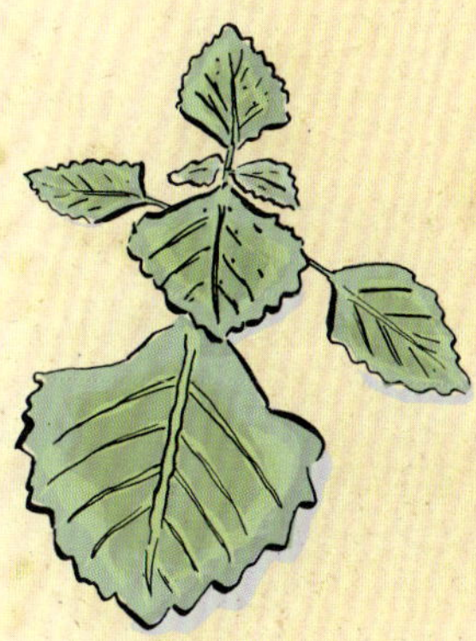

ZAUBER

Streuen Sie ein wenig Patschuli in Ihr Portemonnaie oder reiben Sie es mit Patschuliöl ein. Stellen Sie sich dabei vor, wie Ihre Geldbörse überquillt vor Geld. Solange Ihr Portemonnaie nach Patschuli duftet, wird immer Geld drin sein

KARDAMOM

PLANET: Mars

GOTTHEITEN: Ishtar, Göttin der Liebe und des Krieges; Hathor, Göttin der Musik und der Schönheit

MAGISCHE VERWENDUNG: Liebe, Freundschaft, Lust, Überzeugung

NICHT-MAGISCHE VERWENDUNG: Mit Kardamom kann man den Kaffee verfeinern und so den Effekt des Koffeins mindern. Es hilft bei PMS (als schwacher Tee getrunken) und als Gurgelwasser ist es schleimlösend im Mund (wenn man Milchprodukte gegessen hat oder bei leichten Entzündungen im Mundraum). In größeren Mengen hat es eine abführende Wirkung.

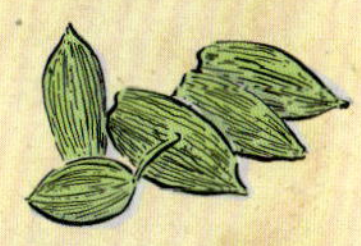

ZAUBER

Wenn Sie ein wenig Unterstützung brauchen, um jemanden davon zu überzeugen, dass Sie Recht haben (beispielsweise vor Gericht oder auf einem Geschäftstreffen), dann stecken Sie sich fünf Kardamomsamen in eine Tasche an Ihrer rechten Körperseite.

SCHWARZER PFEFFER

PLANET: Mars

GOTTHEIT: Zeus, Gott der Vaterschaft und des Schutzes

MAGISCHE VERWENDUNG: Schutz, innere Kraft, böse Menschen abweisend

NICHT-MAGISCHE VERWENDUNG: Stimuliert die Geschmacksknospen und hilft bei der Verdauung. Optimal, wenn jemand nicht essen will, zum Beispiel nach einer Erkrankung. Im Alten Rom war Pfeffer ein Zahlungsmittel, und als Attila der Hunne die Stadt gegen ein Lösegeld freiließ, war eine seine Forderungen die Zahlung von mehr als 1.300 kg Pfeffer.

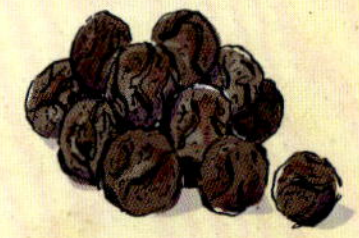

ZAUBER

Um Ihr Heim oder Ihr Geschäft vor Dieben zu schützen, mahlen Sie ein paar Pfefferkörner und Meersalz und mischen beides mit Essig zu einer Paste. Tupfen Sie damit Ihre Türpfosten, Fensterleisten und alle anderen Zugänge zum Haus ein.

SALBEI

PLANET: Jupiter

GOTTHEITEN: Cheiron, Gott der Weisheit; Delphi, Weissagungsorakel

MAGISCHE VERWENDUNG: Reinigung, Schutz, Weisheit, Tierzauber

NICHT-MAGISCHE VERWENDUNG: Als Tee oder als Gewürz im Essen hilft es gegen Blähungen und Aufgeblähtsein. Salbei stoppt den Milchfluss beim Abstillen, sollte während der Schwangerschaft aber höchstens als Räucherwerk verwendet werden. Es lindert Ängste, hilft bei Nervosität und unterstützt die Leber. Frische Salbeiblätter oder in Öl vermischtes ätherisches Salbeiöl hilft bei Insektenstichen, Hautirritationen und schmerzendem Zahnfleisch (beim Zahnen von Kleinkindern, Zahnschmerzen oder durchbrechenden Weisheitszähnen).

ZAUBER

Vor dem Zusammentreffen des Covens oder bevor Sie mit Ihrer spirituellen Arbeit beginnen, reinigen Sie den Raum, indem Sie etwas getrockneten Salbei verbrennen. Achten Sie darauf, dass der Rauch in alle Ecken des Raums weht.

OREGANO

PLANET: Mars

GOTTHEIT: Astarte, Göttin der Gesundheit und des Krieges

MAGISCHE VERWENDUNG: Astralreise, Gesundheit, Zufriedenheit

NICHT-MAGISCHE VERWENDUNG: Im Essen ist Oregano als Stimulans bei leichten Depressionen oder Antriebslosigkeit verwendbar. Als Tee getrunken, fördert es die Menstruation und hilft bei Spannungskopfschmerzen. Nicht bei Schwangerschaft oder Verdacht auf Schwangerschaft anwenden..

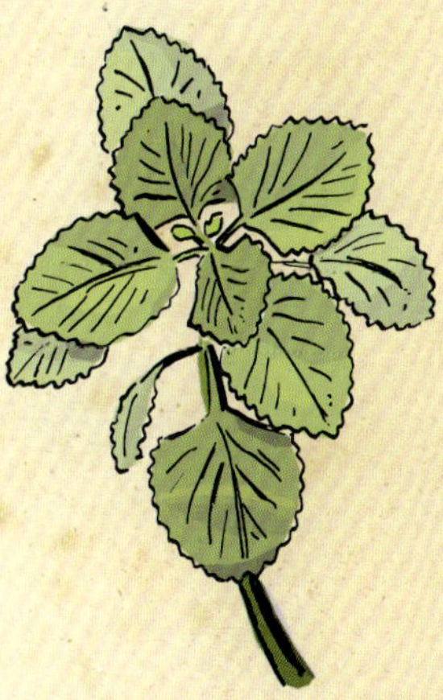

ZAUBER

Vor einer Astralreise reiben Sie Ihre geschlossenen Augenlider mit Oregano ein und sagen dabei: „In verborgene Gefilde reise ich, Ihr Götter, beschützet mich!"

KÜMMEL

PLANET: Merkur

GOTTHEIT: Brigit, Göttin der Mutterschaft

MAGISCHE VERWENDUNG: Ruhe, entstressend, Meditation

NICHT-MAGISCHE VERWENDUNG: Ein Kümmeltee wirkt lindernd bei Bauchschmerzen, vor allem bei Sodbrennen und Übelkeit, und als Gurgelwasser bei Halsschmerzen, vor allem bei Kehlkopfentzündungen. In einigen asiatischen Ländern reicht man geröstete Kümmelsamen nach einem Festessen, um die Verdauung zu unterstützen. Man sagt, Kümmel fördere den Milchfluss stillender Mütter.

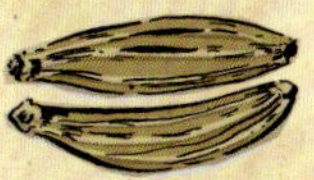

ZAUBER

Vor einer Prüfung oder einem wichtigen Treffen kauen Sie ein paar Kümmelsamen und sagen: „Kümmel gibt Ruh, das schaff' ich im Nu."

Luft ☆ Osten

STERNANIS

PLANET: Jupiter

GOTTHEITEN: Apollo, Gott der Poesie und Musik; Hermes, Gott der Boten und der Reisenden

MAGISCHE VERWENDUNG: Weihe, Reinigung, Fluch brechend, Glück, Zufriedenheit

NICHT-MAGISCHE VERWENDUNG: Als Tee oder Tonikum gegen Husten, Erkältungen und zur Reinigung der Lungen (daher rauchte man im Alten Ägypten die Samen des Sternanis). Das ätherische Öl des Sternanis (schwer zu bekommen) ist ein sehr gutes Antiseptikum, das während der Schwangerschaft aber gemieden werden sollte.

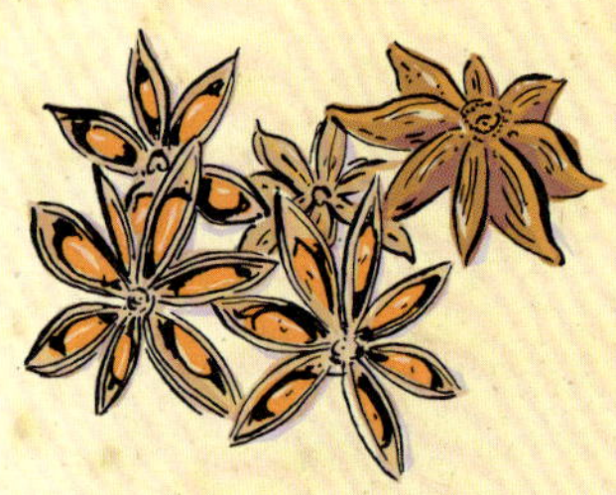

ZAUBER

Um einen neuen Altar oder ein rituelles Werkzeug zu weihen, reiben Sie etwas Sternanis auf das Objekt.

LAVENDEL

PLANET: Merkur

GOTTHEIT: Aradia, Göttin der Hexenkunst und des Friedens

MAGISCHE VERWENDUNG: Entspannung, Friede, Freundschaft, Zufriedenheit

NICHT-MAGISCHE VERWENDUNG: Lavendel wird angewendet bei unerklärlichen Muskelspasmen, wie zum Beispiel Augenzucken. Dazu können Sie einen Tropfen Lavendelöl oder frische oder getrocknete Blüten um das Auge herum verreiben. Achtung: Nichts ins Auge reiben! Ein leichtes Öl, etwa aus Mandel, mit Lavendel einfach bei geschlossenen Augen aufs Gesicht sprühen und sanft einmassieren. Warme Lavendelbäder helfen dem Kreislauf, vor allem bei kalten Händen und Füßen. Ein paar Tropfen Lavendelöl abends ins Badewasser lässt Babys danach gut schlafen. Eine Lavendelkompresse wirkt fiebersenkend, und ein Lavendelwasser hilft bei den meisten Hautproblemen, von fettiger Haut über Akne, Insektenstiche, Verbrennungen und Dermatitis.

ZAUBER

Freundschaften gedeihen besser und heilen schneller nach einem Streit, wenn Sie ein Parfum tragen, das auf Lavendel basiert, wenn Sie Ihren Freund/Freundin wiedertreffen.

POLEI-MINZE

PLANET: Mars

GOTTHEIT: Demeter, Göttin der Ernte

MAGISCHE VERWENDUNG: körperlicher Schutz, innere Kraft, Geld

NICHT-MAGISCHE VERWENDUNG: Als Tee zur Förderung der Konzentration, wenn die Arbeit nur langsam vorangeht. Nicht bei Verdacht auf Schwangerschaft einnehmen, erst bei Beginn der Wehen.

ZAUBER

Wenn Sie eine dunkle Straße entlanggehen müssen, dann tragen Sie Polei-Minze – eher die Blüten als die Blätter – in Herzensnähe bei sich, um sich zu schützen.

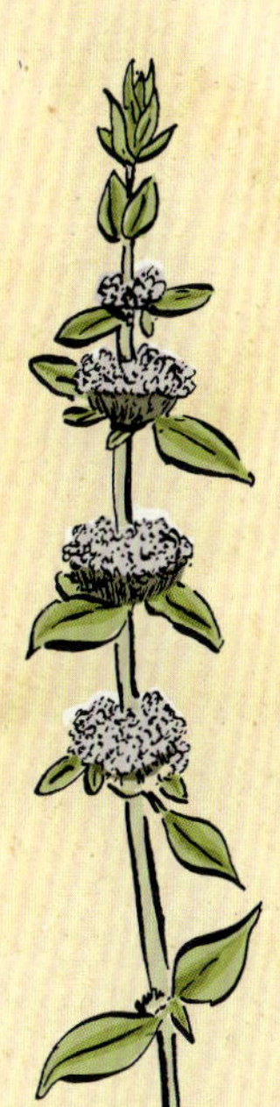

MARJORAN

PLANET: Uranus

GOTTHEITEN: Morrigan, Göttin des Schicksals und des Todes; Odin, Gott des Krieges und des Todes

MAGISCHE VERWENDUNG: Trauer, Entwicklung, innere Kraft, Zufriedenheit

NICHT-MAGISCHE VERWENDUNG: Majorantee ist gut gegen Bronchialhusten und Spannungskopfschmerzen, innere Unruhe und bei Menstruationsbeschwerden. Hierbei hilft auch, ein paar Tropfen ätherischen Öls (verdünnt in z.B. Hagebuttenkernöl) auf den Unterleib zu reiben. Gegen Ohrentzündungen ein paar Tropfen verdünntes Öl auf das Außenohr und die Rückseite sanft einmassieren. Das ätherische Öl sollte nicht während der Schwangerschaft benutzt werden, als Gewürz im Essen gilt Majoran jedoch als unbedenklich.

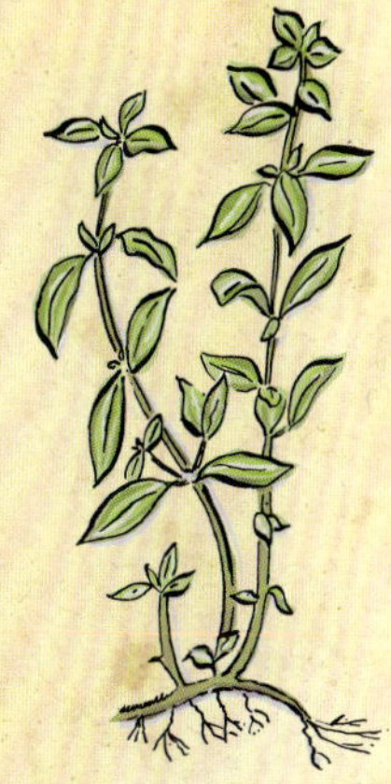

ZAUBER

Würzen Sie die Speisen auf einer Beerdigung oder Totenwache mit etwas Majoran. Das hilft den Hinterbliebenen in ihrer Trauer und lässt sie friedlich in die Zukunft schauen.

AUGENTROST

PLANET: Sonne

GOTTHEIT: Zeus, Gott der Vaterschaft und des Schutzes

MAGISCHE VERWENDUNG: Erinnerung, Weissagung, Wahrheit sprechen

NICHT-MAGISCHE VERWENDUNG: Wie der Name vermuten lässt, hilft Augentrost bei Augenproblemen, auch wenn es dafür keinen wissenschaftlichen Beweis gibt. Reiben Sie sanft Ihre geschlossenen Augen mit Augentrost ein. Augentrosttee hilft nach einer durchzechten Nacht und reinigt die Leber.

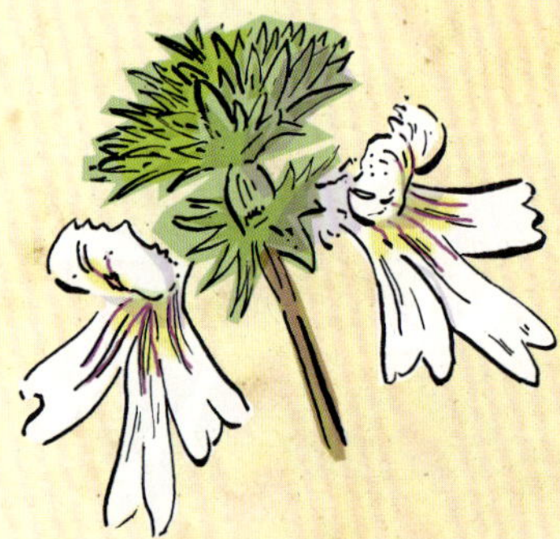

ZAUBER

Stellen Sie einen Topf mit Augentrost dorthin, wo Sie Ihre Tarotkarten oder andere Hexenutensilien zum Wahrsagen aufbewahren. Wenn Sie keine Pflanze zur Hand haben, streuen Sie getrockneten Augentrost über die Gegenstände. Dieses Kraut hilft den Augen, nicht nur im eigentlichen Sinne, sondern es öffnet auch das „Dritte Auge“, mit dem man das Unsichtbare, die Zukunft und andere Existenzebenen sehen kann.

PETERSILIE

PLANET: Merkur

GOTTHEIT: Persephone, Göttin der Unschuld

MAGISCHE VERWENDUNG: mit den Toten in Kontakt treten, Fruchtbarkeit, Reinigung, Wahrheit sprechen. Wenn man es isst, so heißt es, schützt es davor, falsch oder hitzig zu reden.

NICHT-MAGISCHE VERWENDUNG: Kein Wunder, dass Petersilie in der Küche so beliebt ist, enthält es doch viel Vitamin A, B und C und Spurenelemente. Dem Essen beigefügt hilft es dem Kreislauf. Seine blutreinigenden Eigenschaften helfen bei Leber- und Blasenproblemen. Äußerlich angewendet, stoppen zerstoßene Petersilienblätter den Juckreiz bei Insektenstichen oder trockener Haut. Mit Petersilie gewürztes Essen ist auch während der Schwangerschaft unproblematisch, auf große Mengen oder ätherisches Öl sollte jedoch verzichtet werden.

ZAUBER

Vor einer wichtigen Präsentation oder einem öffentlichen Auftritt einfach ein wenig Petersilie kauen, während Sie darüber nachdenken, was Sie sagen wollen. So werden Sie wortgewandt und überzeugend sein!

BERGAMOTTE

PLANET: Merkur

GOTTHEITEN: Hermes, Gott der Boten und Reisenden; Fortuna, Glücksgöttin

MAGISCHE VERWENDUNG: Glück, Fluch brechend

NICHT-MAGISCHE VERWENDUNG: Bergamotte ist ein Antiseptikum. Der Tee, gesüßt mit einem Löffel Honig, hilft bei Erkältungen, leichtem Fieber und Halsschmerzen. Er ist auch gut gegen Blähungen.

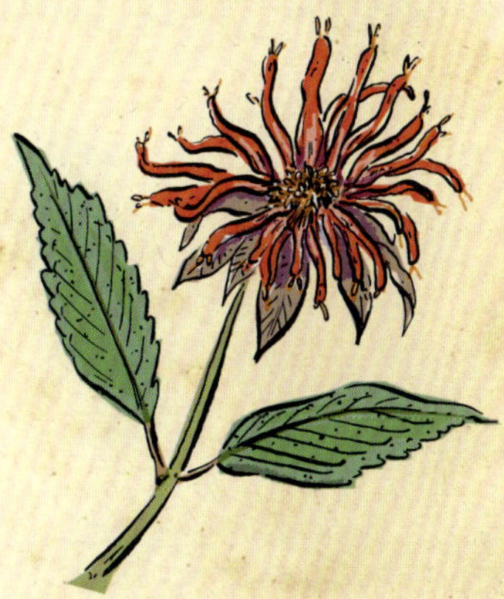

ZAUBER

Wenn Sie fürchten, ein Fluch habe Sie oder Ihre Familie getroffen, gurgeln Sie mit kaltem Bergamottetee oder einem Glas Wasser mit ein paar Tropfen ätherischem Öl. Machen Sie das täglich zur Abenddämmerung von Vollmond bis Neumond – und der Fluch wird gebrochen sein.

PFEFFERMINZE

PLANET: Venus

GOTTHEIT: Aphrodite, Göttin der Liebe und des Mitgefühls

MAGISCHE VERWENDUNG: heilt Beziehungen, beruhigt unangenehme Situationen, fördert positive Gefühle, gegen Eifersucht

NICHT-MAGISCHE VERWENDUNG: Seine entkrampfenden Eigenschaften beruhigen den Magen nach einem ausgiebigen Mahl (Pfefferminztee oder ein Pfefferminzbonbon), helfen bei morgendlicher Übelkeit, Blähungen und Koliken. In der Schulmedizin auch zur Behandlung des Reizdarms angewendet.

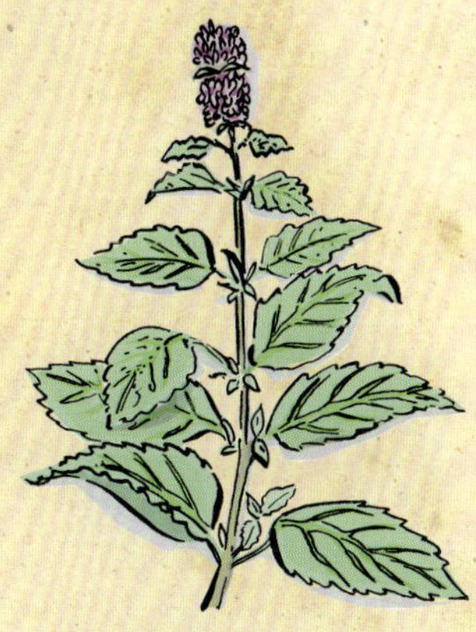

ZAUBER

Bei angespanntem Verhältnis zu Ihren Schwiegereltern, servieren Sie beim nächsten gemeinsamen Essen ein kaltes Zitronensorbet, dekoriert mit frischen Minzeblättern. Ermutigen Sie jeden, die Minzeblätter auszulutschen, um die negativen Gefühle abzulegen. So wird eine freundlichere Beziehung eingeleitet.

ZITRONELLA

PLANET: Neptun

GOTTHEITEN: Apollo, Gott der Poesie und der Musik; Pax, Gott des Friedens

MAGISCHE VERWENDUNG: Zufriedenheit, Hindernisse ausräumend, klares Denken

NICHT-MAGISCHE VERWENDUNG: Normalerweise als Insektenabwehrmittel verwendet. Einfach die Pflanze in die Nähe des offenen Fensters oder draußen auf den Tisch stellen. Auch Duftkerzen mit diesem Wirkstoff helfen. Kalter Zitronellatee oder ätherisches Öl, verdünnt mit Quellwasser, auf die Haut aufgetragen, ist zudem ein guter Mückenschutz. Es hilft auch gegen übermäßiges Schwitzen.

ZAUBER

Um eine Person oder eine Situation so zu sehen, wie sie wirklich ist, stellen Sie beim Meditieren eine Zitronellapflanze vor sich auf.

ZITRONENGRAS

PLANET: Merkur

GOTTHEIT: Cernunnos, Gott der Manneskraft und Gesundheit

MAGISCHE VERWENDUNG: Lust, körperliche Kraft

NICHT-MAGISCHE VERWENDUNG: Zitronengrastee hilft nach einer Krankheit dem Immunsystem, dem Drüsensystem und dem Verdauungssystem wieder auf die Beine. Es verleiht Energie, hilft bei Nervosität und bei Jetlag. Das zerstoßene Gras oder sein ätherisches Öl, vermischt mit Mandel- oder Hagebuttenkernöl, kann man direkt auf die Haut auftragen, wenn die Muskeln krampfen, etwa beim Zucken der Augen oder Mundwinkel und bei Wadenkrämpfen. In dieser Form auf die Haut aufgetragen hilft es auch gegen Hautflechten, Läuse und Fußpilz.

ZAUBER

Um Ihr Sexleben aufzupeppen, flechten Sie einen Zopf aus drei Stängeln Zitronengras und legen ihn um ein Foto von sich und Ihrem Liebsten.

Feuer ☆ Süden

CHILI

PLANET: Mars

GOTTHEITEN: Vulcanus, Gott des Feuers; Durga, Göttin der Schönheit und Macht

MAGISCHE VERWENDUNG: Lust und Manneskraft, Aufregung, neue Ideen, Schutz vor bösen Geistern

NICHT-MAGISCHE VERWENDUNG: Hilft bei Schmerzen, vor allem bei Rückenschmerzen. Mindert den Juckreiz. Normalerweise werden die Samen einer Creme oder einem Öl zugegeben und dann auf die Haut aufgetragen, aber auch als Gewürz im Essen ist Chili wirksam.

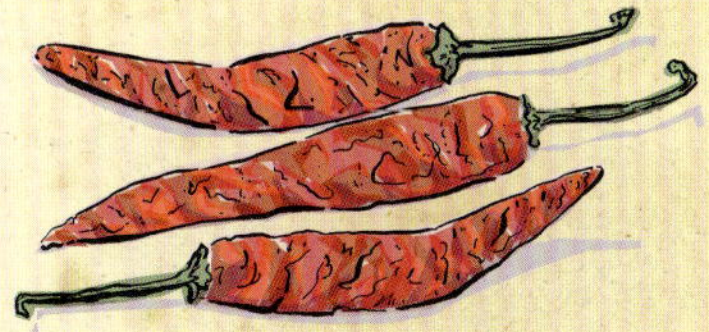

ZAUBER

Um mehr Würze ins Schlafzimmer zu bringen, reiben Sie eine rote Kerze mit Chili ein – von unten nach oben –, und zünden sie dann an

ZIMT

PLANET: Sonne

GOTTHEITEN: Helios und Ra, Sonnengötter; Oshun, Göttin der Liebe und Lust

MAGISCHE VERWENDUNG: Liebe und Lust, Macht, Erfolg, Wissen

NICHT-MAGISCHE VERWENDUNG: Zimt wirkt astringierend, stimulierend und antiseptisch. Ein Glas warmes Wasser mit einem Stück Zimt, in Schlückchen getrunken, kann bei Übelkeit helfen. Sein ätherisches Öl ist für seine antibakteriellen und pilzabtötenden Eigenschaften bekannt, kann aber noch mehr: Ein paar Tropfen zu einer zerdrückten Banane helfen gegen Durchfall und bei Blähungen. Es gibt Hinweise darauf, dass ein Teelöffel Zimtpulver täglich bei erhöhtem Cholesterin hilft und auch den Blutzuckergehalt reduziert. Zum Beweis bedarf es aber noch einer ausgiebigeren Forschung. Mit Zimt gewürzte Lebensmittel können bedenkenlos während der Schwangerschaft gegessen werden, nicht jedoch sein ätherisches Öl und große Mengen Zimt.

ZAUBER

Um einen neuen Partner anzulocken, streuen Sie etwas Zimt auf ein aus rotem Papier ausgeschnittenes Herz. Falten Sie das Herz dreimal und bringen Sie es sicher unter, bis Sie eine neue Beziehung haben.

DILL

PLANET: Merkur

GOTTHEIT: Brigit, Göttin der Mutterschaft

MAGISCHE VERWENDUNG: Lust, Hindernisse überwinden, das Positive sehen, Kindern helfen

NICHT-MAGISCHE VERWENDUNG: Dill unterstützt die Verdauung. Fügen Sie einem schweren Essen ein paar Dillsamen bei oder servieren Sie im Anschluss einen Tee aus Dillblättern. Es hilft großartig bei Koliken und den damit einhergehenden Bauchschmerzen, auch bei kleinen Kindern (siehe auch das Rezept „Kolikenwasser" in Kapitel 7). Das Kauen von Dillsamen macht einen frischen Atem, auch wenn man Knoblauch gegessen hat. Dill auf die Schläfen gerieben unterstützt Heilprozesse.

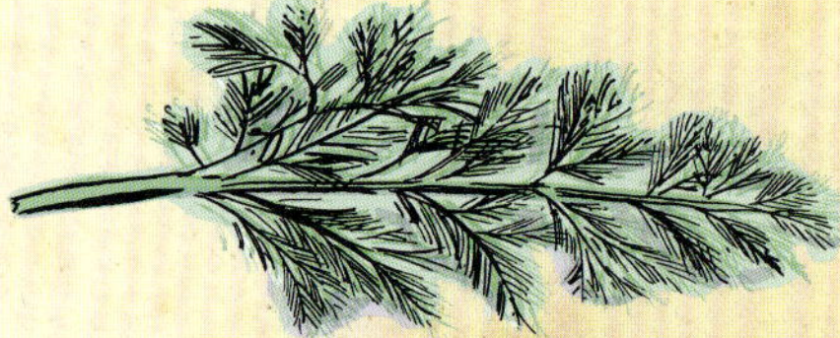

ZAUBER

Fügen Sie Ihrem Badewasser ein wenig Dill bei, bevor Sie sich mit Ihrer Verabredung treffen und Sie Ihre Beziehung eine Stufe weiter bringen wollen

ALRAUNE

PLANET: Merkur

GOTTHEITEN: Aphrodite, Göttin der Liebe und des Mitgefühls; Kirke, Göttin himmlischer Schönheit

MAGISCHE VERWENDUNG: Fruchtbarkeit, Stärke, Schutz vor Zauberei. Alraune verstärkt die Energie jeglicher Magie, wenn man sie während des Rituals oder eines Zaubers auf den Altar stellt.

NICHT-MAGISCHE VERWENDUNG: Die Blätter wirken kühlend und können in Wickeln zur Fiebersenkung oder bei Sonnenbrand genutzt werden. Die Rinde und Wurzeln sind giftig und sollten nicht verzehrt werden.

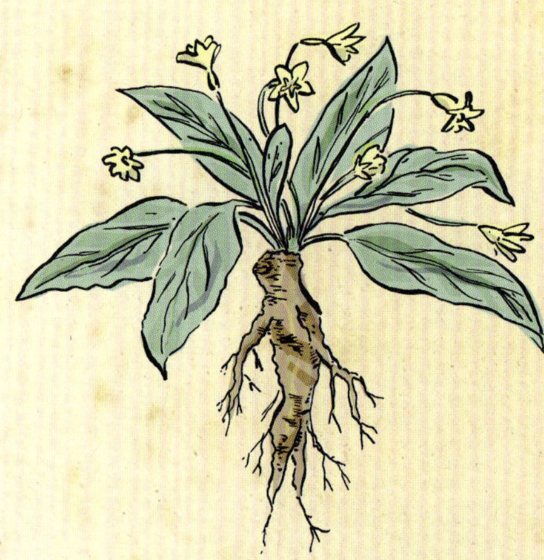

ZAUBER

Schlafen Sie mit einer ganzen Alraunewurzel unter Ihrem Kopfkissen, wenn Sie schwanger werden möchten.

ROTE PFEFFERKÖRNER

PLANET: Venus

GOTTHEIT: Izanami, Göttin der Schöpfung und Geburt

MAGISCHE VERWENDUNG: Liebes- und Sexzauber, die Wahrheit sprechen, Selbstvertrauen, Gesundheit

NICHT-MAGISCHE VERWENDUNG: Der Verzehr hilft gegen Verstopfung und wirkt fiebersenkend. Grob gemahlen und mit Mandel- oder Hagenbuttenkernöl vermischt, kann man damit die Arme oder Beine einreiben und so den Kreislauf anregen.

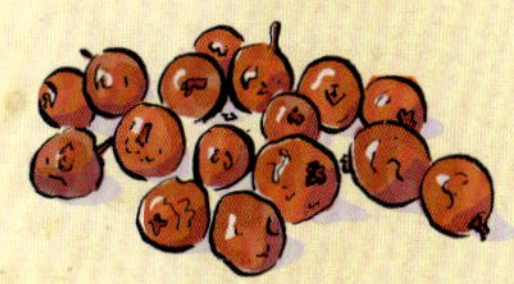

ZAUBER

Möchten Sie Ihr Sexleben etwas aufregender gestalten? Dann nehmen Sie acht rote Pfefferkörner, geben Sie zwei davon in das Essen Ihres Partners, zwei in Ihr Essen, legen Sie zwei Körner unter sein Kopfkissen und zwei unter Ihr Kopfkissen. Viel Spaß!

LORBEER

PLANET: Jupiter

GOTTHEITEN: Apollo, Gott der Poesie und Musik; Ceres, Göttin der Nahrung und der Weisheit; Delphi, Weissagungsorakel

MAGISCHE VERWENDUNG: Erfolg, die Zukunft kennen, Weisheit

NICHT-MAGISCHE VERWENDUNG: Getrocknete Blätter und Lorbeeröl werden zum Kochen verwendet und haben einen leicht stimulierenden Effekt. Lorbeerblätter sind antimykotisch und daher auch bei Fußpilz und ähnlichen Erkrankungen ein geeignetes Mittel. Dazu stellen Sie einen Extrakt aus 100 g Lorbeerblättern und knapp einem halben Liter Alkohol her.

Lorbeerkränze spielen in den Ritualen des Wicca-Kultes eine Rolle und sind auch historisch betrachtet ein Symbol der Herrscher und Kaiser.

ZAUBER

Sie denken, dass die früheren Bewohner Ihrer Wohnung oder Ihres Hauses negative Energien zurückgelassen haben? Sie sind nicht sicher, welche Absicht ein Gast des Hauses hegt? Legen Sie einige Lorbeerbeeren in eine kleine weiße Schale. Wenn sie nach einer Woche noch rot sind, dann ist alles in Ordnung. Wenn sie sich schwarz verfärben, ist negative Energie vorhanden.

BRENNNESSEL

PLANET: Mars

GOTTHEITEN: Thor, Gott des Donners und der Heilung; Helios, Sonnengott; Apollo, Gott der Poesie und Musik; Oya, Göttin des Windes und der Wandlung

MAGISCHE VERWENDUNG: Schutz, Heilung, Fluch brechend

NICHT-MAGISCHE VERWENDUNG: Brennnesselblätter sind reich an Eisen und Kalium, daher ist ein Brennnesseltee oder -salat gut bei Blutarmut. Auch während der Schwangerschaft können Brennnesseln gegessen werden. Kochen Sie die Blätter kurz auf, damit sie nicht mehr brennen. Der Genuss von Brennnesseln hilft angeblich auch bei Asthma, reguliert den Blutzuckergehalt (natürlich nur in Verbindung mit einer schulmedizinischen Behandlung), und Brennnesselsud, eingerieben auf die Kopfhaut, hilft gegen fettendes Haar. Die Wurzel der Pflanze, gekocht oder getrunken, hilft bei allerlei Allergien.

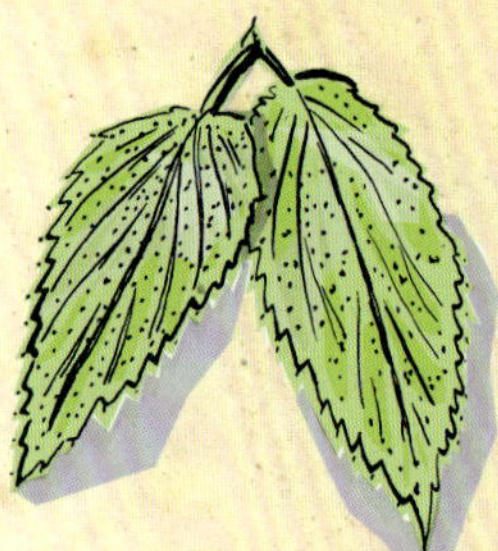

ZAUBER

Nähen Sie ein großes Brennnesselblatt in Ihre Kleidung ein, die stechende Seite nach außen weisend. So schützen Sie sich vor körperlichem Schaden und wenden jeden Fluch, der Sie treffen soll, direkt ab.

NELKEN

PLANET: Jupiter

GOTTHEIT: Morrigan, Göttin des Schicksals und des Todes

MAGISCHE VERWENDUNG: Schutz, Fluch brechend, Flüche entfernen

NICHT-MAGISCHE VERWENDUNG: Nelken gekaut oder als Tee helfen bei Verdauungsproblemen, insbesondere bei Krämpfen und Blähungen. Nelken töten auch interne Parasiten ab, beispielsweise Würmer, helfen bei Heuschnupfen und Allergien, denn sie besitzen leicht antihistamine Eigenschaften. Bei Zahnschmerzen beißen Sie auf eine Nelke, um so den Schmerz zu lindern, bis Sie zum Zahnarzt gehen können.

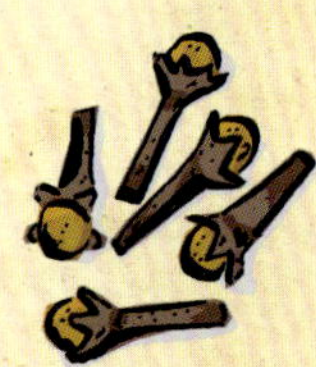

ZAUBER

Geben Sie einen Tropfen Nelkenöl morgens auf jede Ihrer Schuhsohlen. Damit sind Sie vor magischen und spirituellen Angriffen geschützt.

ROSMARIN

PLANET: Sonne

GOTTHEITEN: Zeus, Gott der Vaterschaft und des Schutzes; Hera, Göttin der Reinigung und der Ehe

MAGISCHE VERWENDUNG: Bannt alles Negative und Albträume, Säuberung und Reinigung, Schutz, Erinnerungszauber. Rosmarin wird häufig verbrannt, um einen Platz vor dem Ziehen eines magischen Kreises zu reinigen.

NICHT-MAGISCHE VERWENDUNG: Eine Massage mit Rosmarin und Öl soll gegen Haarausfall helfen, weil es die Durchblutung fördert. Es wirkt auch gegen Schuppen (Haare waschen, Rosmarin und Öl einmassieren, fünf Minuten einwirken lassen, auswaschen). Rosmarin ist sehr eisenhaltig und hat viel Vitamin C und somit ein passender Tee für die kalte Jahreszeit. Die Blüten des Rosmarins sehen dekorativ im Salat aus. Mit Rosmarin gewürztes Essen kann ohne Bedenken auch in der Schwangerschaft verzehrt werden, nur nicht löffelweise. Auf das ätherische Öl sollten Sie verzichten.

ZAUBER

Hat Ihr Kind Albträume oder Angst vor Monstern im Dunkeln, dann ziehen Sie einen einfachen Schutzkreis um sein Bett herum, indem Sie getrockneten Rosmarin im Uhrzeigersinn um das Bett streuen. Beginnen Sie am Kopfende des Bettes.

WACHOLDER

PLANET: Sonne

GOTTHEIT: Jupiter, Gott des Übernatürlichen

MAGISCHE VERWENDUNG: übernatürliche Wahrnehmung, Schutz

NICHT-MAGISCHE VERWENDUNG: Leichtere Blasen- und Nierenprobleme lassen sich mit Wacholder behandeln, ebenso Magenverstimmungen, Wassereinlagerungen und Blähungen. Normalerweise gibt man die Wacholderbeeren in ein wenig Öl (Mandel- oder Hagebuttenkernöl), und reibt damit die Haut ein, was den Kreislauf anregt. Die Beeren sind köstlich bei in Essig eingelegtem Gemüse oder zu Fisch, zu Krautsalat und Wild. Während der Schwangerschaft sollte man komplett auf Wacholder verzichten.

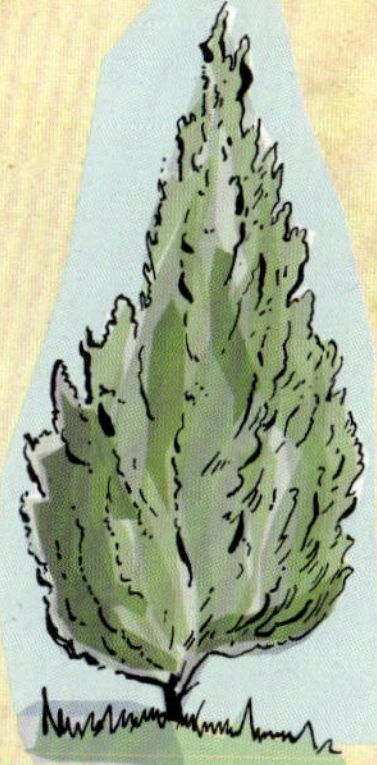

ZAUBER

Verbrennen Sie Wacholderbeeren auf einem Stück Holzkohle und atmen Sie den Rauch vor einer Visualisierung, einer tiefen Meditation oder wenn Sie Lebewesen einer anderen Welt sehen wollen, ein.

MUSKAT

PLANET: Jupiter

GOTTHEITEN: Herne, Gott des Wohlstands und des Essens; Loki, Gott des Feuers und des Schalkes

MAGISCHE VERWENDUNG: Glück, Wahrsagerei, Geld

NICHT-MAGISCHE VERWENDUNG: Muskat wirkt appetitanregend, vor allem nach einer Krankheit, denn es hilft gegen Brechreiz. Es wirkt auch vorbeugend gegen Blähungen. Man nutzt es gegen morgendliche Übelkeit, und das ätherische Öl oder ein starker Muskatnussaufguss hilft bei Zahnschmerzen und Hautproblemen wie Dermatitis und Ekzemen.

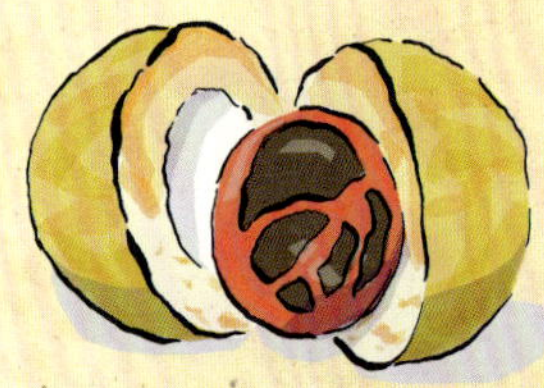

ZAUBER

Reiben Sie mit einer durchgeschnittenen Muskatnuss über Ihre Bewerbungsunterlagen, bevor Sie sie losschicken. Das gibt Ihnen eine Extraportion Glück bei der Jobsuche!

BASILIKUM

PLANET: Mars

GOTTHEITEN: Aradia, Göttin der Hexenkunst und des Friedens; Vishnu, Gott des Geldes; Loki, Gott des Feuers und des Schalkes; Ares, Gott des Krieges und der Vorherbestimmung

MAGISCHE VERWENDUNG: Geld, Wohlstand, Wahrsagerei, innere Kraft

NICHT-MAGISCHE VERWENDUNG: Die zerstoßenen Blätter oder das ätherische Öl (verdünnt in einem Trägeröl wie Mandel- oder Hagebuttenkernöl) auf der Haut zu verreiben, kann stressbedingte Hautprobleme, wie Kontaktdermatitis, verringern. Im Essen hilft es bei der Verdauung und gegen Magenkrämpfe. Ein Tee aus Basilikum bringt Entspannung und gesunden Schlaf, wenn man schwer erschöpft ist, auch wenn der Geschmack vielen zu streng ist. Basilikum sollte nicht während der Schwangerschaft genommen werden.

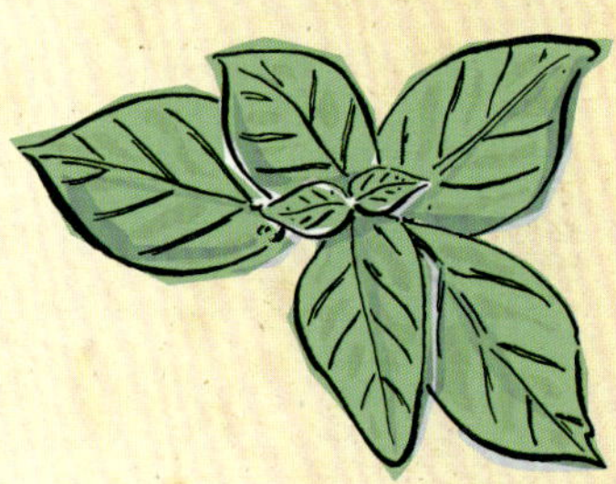

ZAUBER

Frittieren Sie Basilikum in Ausbackteig, bevor Sie um eine Gehaltserhöhung bitten oder einen Kredit beantragen. Die Kombination der goldenen Farbe mit dem Grün des Basilikums wird Ihnen Geld bringen!

SENF

PLANET: Mars

GOTTHEITEN: Toth, Gott der Weisheit; Juno, Göttin des Schutzes und der Treue

MAGISCHE VERWENDUNG: Schutz, Reinigung

NICHT-MAGISCHE VERWENDUNG: Das Einreiben der Haut mit ganzen Senfsamen stimuliert die Durchblutung und hilft bei Muskelschmerzen.

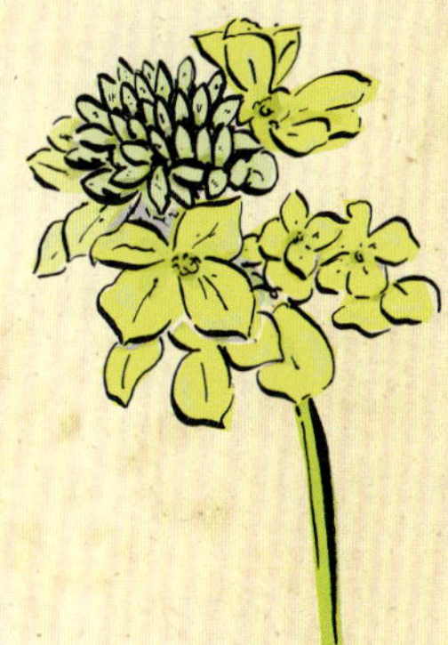

ZAUBER

Verbuddeln Sie fünf Senfsamen in jeder Ecke Ihres Grundstücks, um es vor Dieben und Vandalen zu schützen.

WEIßDORN

PLANET: Mars

GOTTHEIT: Lady Godiva, britische Heldin

MAGISCHE VERWENDUNG: Wünsche, Fruchtbarkeit, Lust, Schutz, Feenzauber, den Druiden heilig, damit wurde der Maibaum geschmückt, Herstellung von Zauberstäben

NICHT-MAGISCHE VERWENDUNG: Ein Tee aus Weißdornbeeren verbessert die Durchblutung, vor allem in den Händen und Füßen, und senkt den Blutdruck. Als Tee oder Sirup genommen auch bei Schlaflosigkeit und zur Unterstützung der Gedächtnisleistung bei älteren Menschen oder unter Stress. Im 19. und frühen 20. Jahrhundert nahm man in Zeiten des Mangels, beispielsweise während des Krieges, junge Weißdornblätter als Ersatz für Tabak oder Tee, die gemahlenen Beeren galten als Kaffeeersatz.

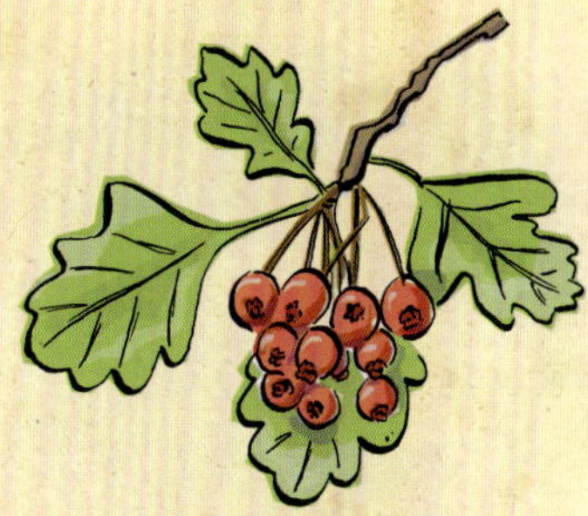

ZAUBER

Damit ein Wunsch wahr wird, nehmen Sie ein Stück Stoff in einer passenden Farbe (Grün für Wohlstand, Rot für Lust etc.) und gehen nachts damit zu einem Weißdornbusch, halten den Stoff in der Hand, denken an Ihren Wunsch, spucken dann auf den Stoff und binden ihn in den Busch.

Wasser ☆ Westen

JASMIN

PLANET: Mond

GOTTHEIT: Venus, Göttin der Liebe

MAGISCHE VERWENDUNG: romantische Liebe, Meditation, Träume, Wahrsagerei

NICHT-MAGISCHE VERWENDUNG: Müde Augen erholen sich, wenn Sie sie mit etwas kaltem Jasmintee betupfen. Ein starker Aufguss zum Gurgeln hilft bei Geschwüren im Mundraum. Jasmin eignet sich hervorragend als Hauttonikum bei Rötungen durch Sonne oder Wind. Ein Vollbad mit Jasminblüten oder einigen Tropfen ätherischen Öls ist gut bei trockener und gestresster Haut (Kontaktdermatitis). Jasmin wirkt auch bei leichten Depressionen.

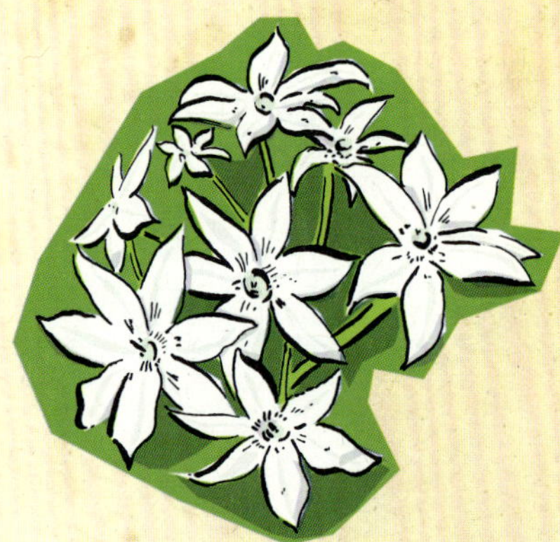

ZAUBER

Damit aus einer Freundschaft mehr wird, streuen Sie Jasminblüten in Herzform über ein Foto von sich und dem anderen.

KREUZDORN

PLANET: Jupiter

GEISTER: Elfen, die bei Geldzauber helfen können

MAGISCHE VERWENDUNG: Finanzen, schützt vor dem bösen Blick

NICHT-MAGISCHE VERWENDUNG: Zusammen mit Honig gekocht, hilft es bei Verstopfung und ist harntreibend. Mit Kreuzdorntee behandelt man, unterstützt von der abendländischen Schulmedizin, Gallensteine. Ein Abführmittel für Tiere, etwa wenn ein Hund Schokolade gefressen hat und diese wieder ausscheiden muss. Nicht einnehmen während der Schwangerschaft oder des Stillens.

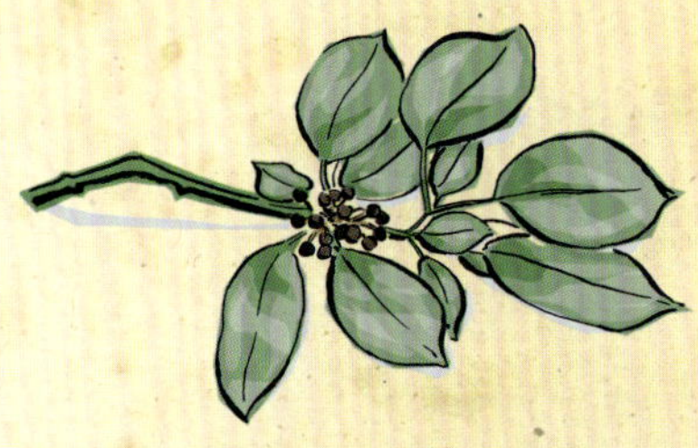

ZAUBER

Wenn das Geschäft nicht gut läuft oder es um Ihre privaten Finanzen schlecht steht und Sie denken, das hänge damit zusammen, dass Ihnen jemand etwas Böses will, dann verbrennen Sie etwas Kreuzdorn über der Flamme einer schwarzen Kerze und sagen: „Welche bösen Mächte mein Geld mir neiden, ich werde nicht länger in Armut leiden.“

KAMILLE

PLANET: Merkur

GOTTHEIT: Cernunnos, Gott der Manneskraft und Gesundheit; auch allen ägyptischen Göttern heilig

MAGISCHE VERWENDUNG: Gesundheit, Meditation, Ruhe, Glück

NICHT-MAGISCHE VERWENDUNG: Kamillentee ist ein leichtes Beruhigungsmittel, hilft bei Schlaflosigkeit, Bauchschmerzen, Krämpfen und Menstruationsbeschwerden. Ein kühler Tee oder ein milder Aufguss im Fläschchen beruhigt zahnende Babys. Kamille ist ein hervorragender Entzündungshemmer. Bei rheumatischen Beschwerden die zerstoßenen Blüten oder einen Kamillenbalsam direkt in die Haut einreiben. Als Salbe (Rezept siehe Kapitel 7) auch hilfreich bei Hämorrhoiden und Sonnenbrand. Kamillentee eignet sich auch als Stärkungsmittel für andere Pflanzen.

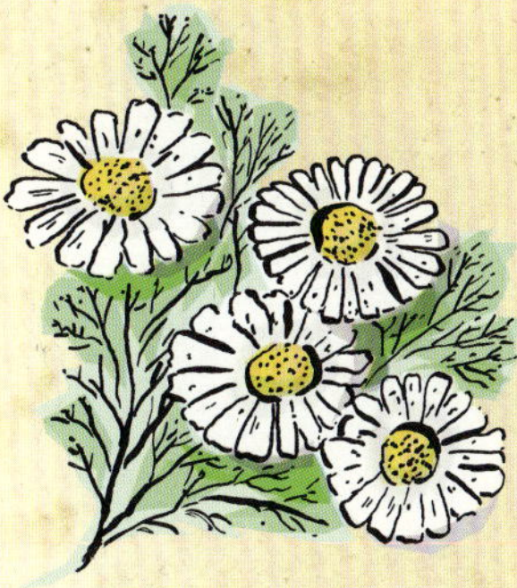

ZAUBER

Sind Sie vor einer Prüfung oder einem Vorstellungsgespräch aufgeregt? Dann streuen Sie ein paar Kamillenblüten im Uhrzeigsinn um Ihr Bett, bevor Sie schlafen gehen. Das beschert Ihnen einen ruhigen Schlaf und bringt Glück!

IRISCH MOOS

PLANET: Neptun

GOTTHEITEN: Cerridwen, Göttin des Gestaltwechsels; Gwydion, Gott der Künste und des Glücksspiels

MAGISCHE VERWENDUNG: Geschäftserfolg, Glück, Glücksspiel

NICHT-MAGISCHE VERWENDUNG: Appetitanregend und wundheilend. Es beruhigt einen rauen Hals und gereizte Schleimhäute. Irisch Moos ist stark eisenhaltig und kann im Salat, im Kartoffelpüree oder gebraten verzehrt werden.

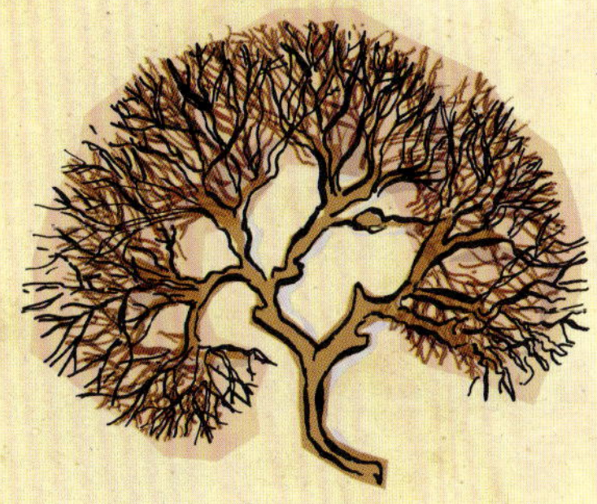

ZAUBER

Verteilen Sie Irisch Moos unter der Fußmatte oder unter dem Teppich in Ihren Geschäftsräumen, um eine stete Anzahl zahlender Kunden anzuziehen.

SCHNITTLAUCH

PLANET: Uranus

GOTTHEITEN: Lyr, Gott des Meeres; Sarasvati, Göttin der Selbsterkenntnis

MAGISCHE VERWENDUNG: Entspannung, Dinge positiv sehen, schlechte Eigenschaften unterbinden

NICHT-MAGISCHE VERWENDUNG: Kann den Blutdruck senken, reguliert den Blutzuckergehalt und entspannt. Regt bei frisch geschlüpften Vögeln den Appetit an. Wollen Sie mit dem Rauchen oder dem Alkohol aufhören? Wenn die Lust nach einer Zigarette Sie überkommt, dann kauen Sie stattdessen ein bisschen Schnittlauch.

ZAUBER

Um mit einer schlechten Angewohnheit aufzuhören oder etwas in einem positiveren Licht zu sehen, legen Sie ein Symbol dafür (eine Zigarette, wenn Sie mit dem Rauchen aufhören wollen; ein Bild der Schwiegereltern, wenn Sie Probleme miteinander haben) auf einen weißen Teller. Nehmen Sie fünf Schnittlauchhalme und legen Sie diese in Form eines Pentagrams um das Symbol herum. Lassen Sie das Gebilde so lange unberührt liegen, bis sich die Sache erledigt hat.

EUKALYPTUS

PLANET: Mond

GOTTHEITEN: Ogun, Gott des Eisens und des Krieges; Brigit, Göttin der Mutterschaft

MAGISCHE VERWENDUNG: Klarträume, Schutz, Gesundheit

NICHT-MAGISCHE VERWENDUNG: Erleichtert das Atmen, wenn Sie erkältet sind oder Probleme mit den Bronchien haben. Kochen Sie einige Blätter auf und inhalieren Sie den Dampf – oder geben Sie ein paar Tropfen ätherischen Öls in Ihr Badewasser. Ein Balsam hilft bei Muskelzerrungen und Verstauchungen (das Rezept für eine Salbe finden Sie in Kapitel 7, Seite 127). Unverdünnt aufgetragen, hilft das ätherische Öl gegen Warzen und Abszesse.

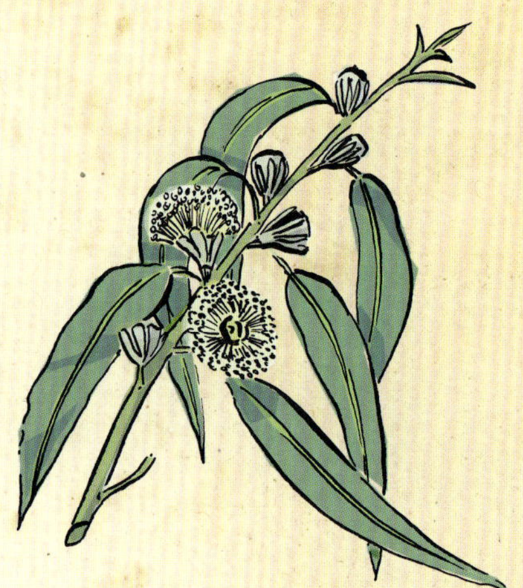

ZAUBER

Um Sie beim Klarträumen zu unterstützen, legen Sie einige Eukalyptusblätter in ein lila Kissen und schlafen darauf.

SCHIERLING

PLANET: Saturn

GOTTHEIT: Hermes, Gott der Boten und der Reisenden

MAGISCHE VERWENDUNG: Abwehr (magischer Schutz gegen negative Energie und spirituelle Wesen), Astralreisen

NICHT-MAGISCHE VERWENDUNG: Giftig! Kann zu Lähmungen führen und sollte von Laien nicht verwendet werden.

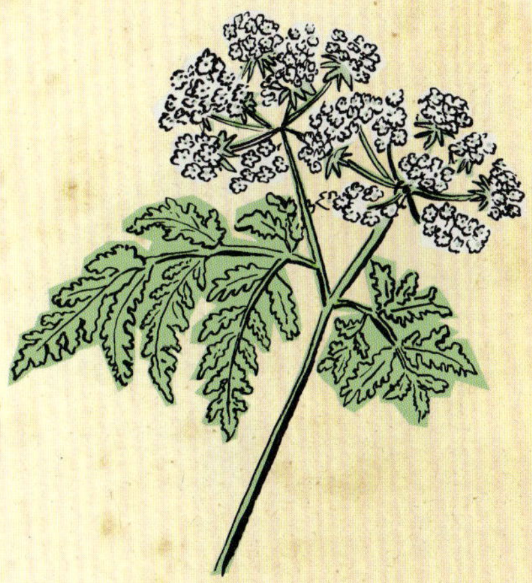

ZAUBER

Manche Hexen bewahren einen getrockneten Schierlingszweig in ihrem Buch der Schatten oder bei ihren Zauberutensilien auf, um die Magie geheim zu halten.

FENCHEL

PLANET: Merkur

GOTTHEIT: Baal, Gott der Tapferkeit

MAGISCHE VERWENDUNG: Mutterschaft, Tapferkeit, innere Kraft

NICHT-MAGISCHE VERWENDUNG: Bei Sodbrennen und Blähungen ein paar Tropfen des ätherischen Öls im warmen Wasser verdünnt trinken. Das fördert auch die Menstruation, den Harndrang und den Milchfluss – sollte aber nicht während der Schwangerschaft angewendet werden. Fenchelsirup hilft bei chronischem Husten. Das Gurgeln mit kaltem Fencheltee hilft bei Halsschmerzen und Zahnfleischentzündungen.

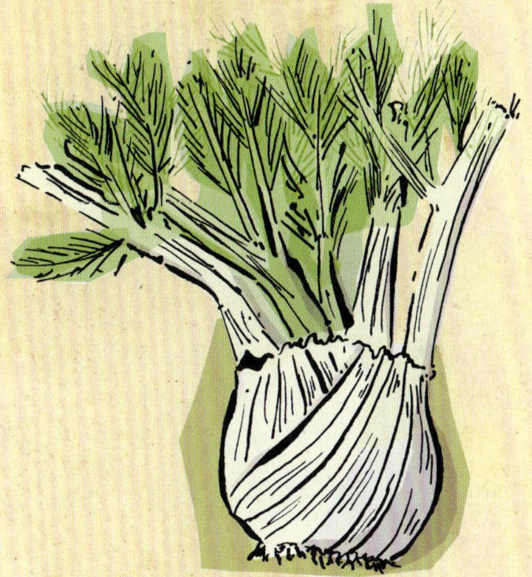

ZAUBER

Werfen Sie bei einer Hochzeit Fenchelsamen statt Reis oder Konfetti, wenn das Paar schnell Kinder bekommen möchte.

DISTEL

PLANET: Jupiter

GOTTHEIT: Morrigan, Göttin des Schicksals und des Todes

MAGISCHE VERWENDUNG: Tapferkeit, für seine Überzeugung einstehen, Feen

NICHT-MAGISCHE VERWENDUNG: Als Gurgelwasser bei Halsschmerzen geeignet. Das ätherische Öl, verdünnt in einem Trägeröl wie Hagebuttenkernöl oder Mandelöl, hilft, auf die Haut aufgetragen, bei Gelbsucht. Distel wirkt bei leichten Depressionen und bei Stress: Trinken Sie einen Disteltee oder inhalieren Sie ein paar Tropfen des ätherischen Öls, die Sie auf ein Taschentuch geben.

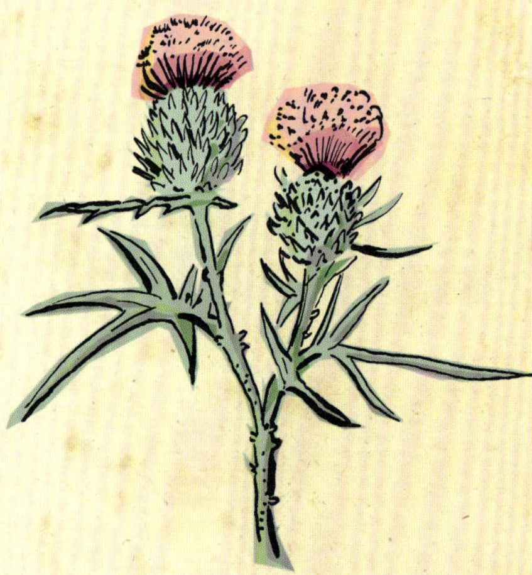

ZAUBER

Wenn Sie mehr Mut brauchen, um ein Problem zu lösen oder für das einzustehen, an das Sie glauben, umschließen Sie eine Distelblüte mit Ihren Handflächen und stellen sich dabei vor, wie Sie die Angelegenheit erfolgreich zu Ende bringen.

KATZENMINZE

PLANET: Venus

GOTTHEITEN: Bastet, Göttin der Katzen; Sekhmet, Göttin der Heilung und Schönheit

MAGISCHE VERWENDUNG: Spaß, Tierzauber, Schönheit

NICHT-MAGISCHE VERWENDUNG: Wehrt Mücken ab! Einige Katzen reagieren auf Katzenminze, als wären sie „high". Die Pflanze kann beim Menschen beruhigend oder anregend wirken, testen Sie also erst einmal eine kleine Menge und sehen Sie, wie es bei Ihnen wirkt. Katzenminze regt das Schwitzen an und hilft so bei Fieber. Ein schwacher Aufguss, einmassiert auf die Kopfhaut, reduziert die Schuppenbildung. Er hilft auch bei müden und geschwollenen Augen. Ein starker Aufguss ist ein gutes Anti-Floh-Bad für Tiere und flohbefallene Teppiche.

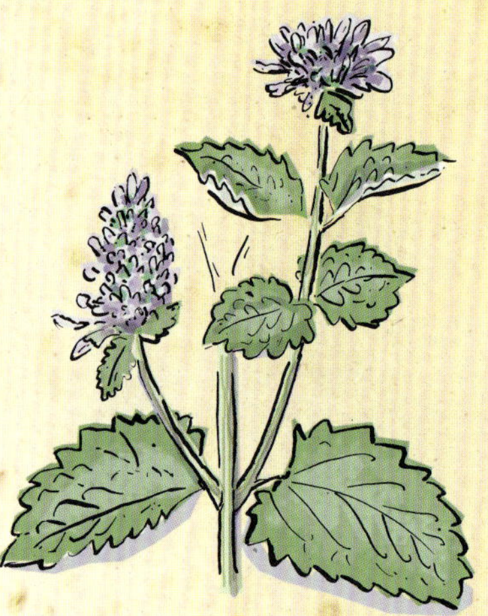

ZAUBER

Tun Sie ein paar Katzenminzeblätter in den Party-Salat. So wird's lustig!

BALDRIAN

PLANET: Venus

GOTTHEIT: Arianrhod, Göttin des Schicksals

MAGISCHE VERWENDUNG: friedliche Beziehungen, Freundschaft, Traummagie (siehe Kapitel 1, Seite 17)

NICHT-MAGISCHE VERWENDUNG: Hilft wunderbar bei allen Schlafproblemen, von genereller Schlaflosigkeit bis hin zu stress- oder lärmbedingten Schlafproblemen. Ein starker Baldriantee (aus der Wurzel) hilft nach einem anstrengenden Erlebnis, Körper und Geist zur Ruhe zu bringen. Ein einfacher Baldriantee lindert PMS- und Wechseljahrbeschwerden.

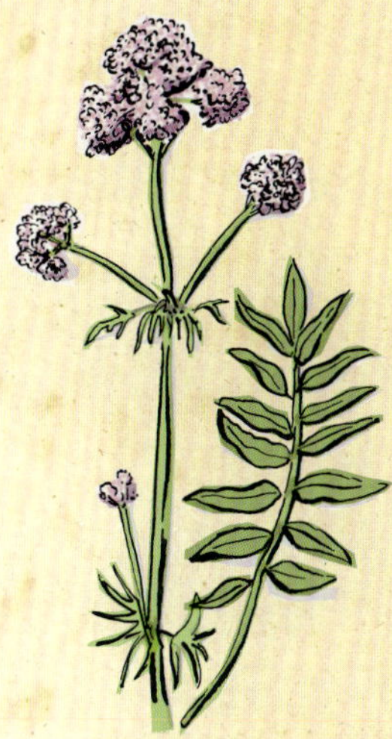

ZAUBER

Geben Sie ein paar zerstoßene oder getrocknete Baldrianblätter in Ihr Badewasser, bevor Sie einen Traumzauber wirken wollen, etwa Klarträume oder Zukunftsträume.

ZITRONENMELISSE

PLANET: Mond

GOTTHEITEN: Arianrhod, Göttin des Schicksals; Selene, Göttin des Mondes und der Heilung

MAGISCHE VERWENDUNG: Heilung, Liebe, gegen Stress. Im Mittelalter pflanzte man Zitronenmelisse neben die Eingangstür, um böse Geister zu vertreiben.

NICHT-MAGISCHE VERWENDUNG: Antibakteriell und antiviral. Hilft bei frischen Insektenstichen, mindert den Juckreiz und die Schwellung. Hilft bei der Behandlung von Fieberbläschen und Herpes simplex: Zerstoßen Sie ein Blatt und geben Sie es direkt auf die betroffene Stelle oder nehmen Sie dazu einen starken abgekühlten Zitronenmelissentee. Der Tee ist auch ein erfrischendes Getränk bei Depressionen und Ängsten. Zitronenmelisse lässt sich leicht selbst züchten.

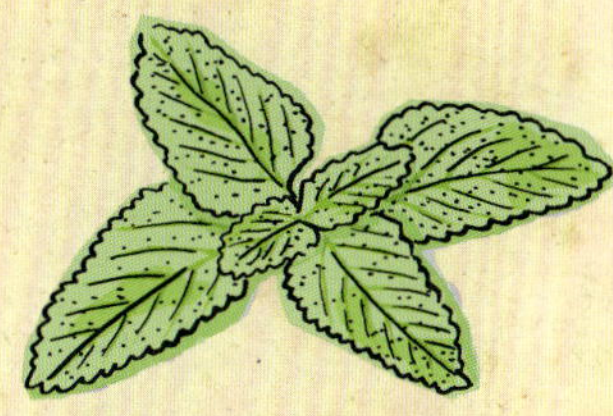

ZAUBER

Wenn ein Freund oder Sie krank sind, dann legen Sie fünf Blätter der Zitronenmelisse in Form eines Pentagramms (zum Beispiel berühren sich dabei die runden Seiten) über ein Foto der kranken Person. Legen Sie es dorthin, wo der Mond darauf scheinen kann, bis derjenige wieder gesund ist.

ROTER KLEE

PLANET: Merkur

GOTTHEIT: Rowan, Göttin des Glücks

MAGISCHE VERWENDUNG: : Glück (vor allem das vierblättrige Kleeblatt), Wohlstand, glückliche Beziehungen

NICHT-MAGISCHE VERWENDUNG: Hilft bei Atem- und Hautproblemen und bei PMS. Besonders sanft, so dass es auch auf Kinderhaut angewendet werden kann. Der Tee kann direkt getrunken oder abgekühlt auf die Haut aufgetragen werden. Das ätherische Öl kann in Mandel oder Hagebuttenkernöl verdünnt und dann auf die Haut eingerieben werden.

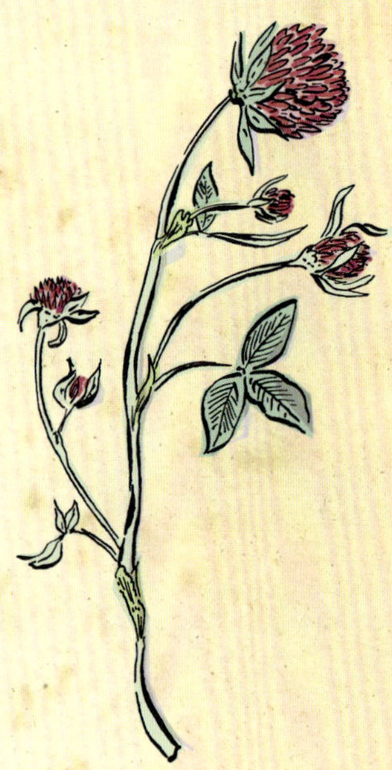

ZAUBER

Trocknen Sie ein vierblättriges Kleeblatt und bewahren Sie es bei Ihren Unterlagen auf, wenn Sie sich auf ein Examen oder eine Führerscheinprüfung vorbereiten.

THYMIAN

PLANET: Venus

GOTTHEITEN: Lakshmi, Göttin des Reichtums und der Reinheit; Ganesha, Gott des Erfolgs

MAGISCHE VERWENDUNG: Konzentration, Heilung, Geschäftserfolg

NICHT-MAGISCHE VERWENDUNG: Thymiantee oder das Inhalieren mit Thymian hilft bei Husten und Mandelentzündung. Thymian ist antiseptisch und -mykotisch. Das Gurgeln mit einem starken, aber abgekühlten Thymiantee wirkt bei Zahnfleischentzündungen. Gegen eine trockene und juckende Kopfhaut und gegen Schuppen hilft das Einmassieren eines starken Thymianaufgusses. Mit Thymian gewürzte Speisen können während der Schwangerschaft unbedenklich gegessen werden, das ätherische Öl und große Mengen des Krauts sollten vermieden werden.

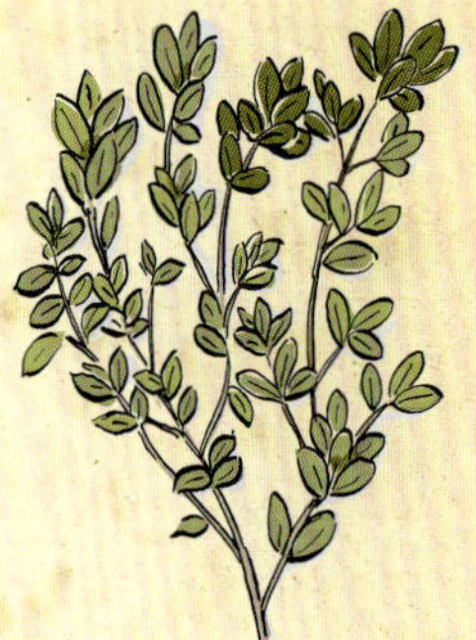

ZAUBER

Verbrennen Sie ein paar Thymianzweige, bevor Sie für eine Prüfung lernen, das steigert die Konzentration. Sie können die Zweige direkt im offenen Feuer oder das ätherische Öl in einer Duftlampe verbrennen.

KAMPFER

PLANET: Mond

GOTTHEIT: Artemis, Göttin der Jagd

MAGISCHE VERWENDUNG: Okkultes Wissen, übersinnliche Künste, vergangene Leben

NICHT-MAGISCHE VERWENDUNG: Inhaliert, stimuliert es das Nervensystem und den Kreislauf (weckt Menschen, die ohnmächtig geworden sind) und hilft bei Menstruationsschmerzen. Auch eine Kompresse mit stark verdünntem Kampfer kann bei Menstruationsschmerzen und bei aufgesprungenen Lippen angewendet werden. Ein paar Tropfen Kampfer in Öl oder Fett ergeben einen guten Lippenbalsam (Rezept für einen pflegenden Lipgloss in Kapitel 7, Seite 138). Das Öl sollte nicht unverdünnt auf die Haut aufgetragen werden.

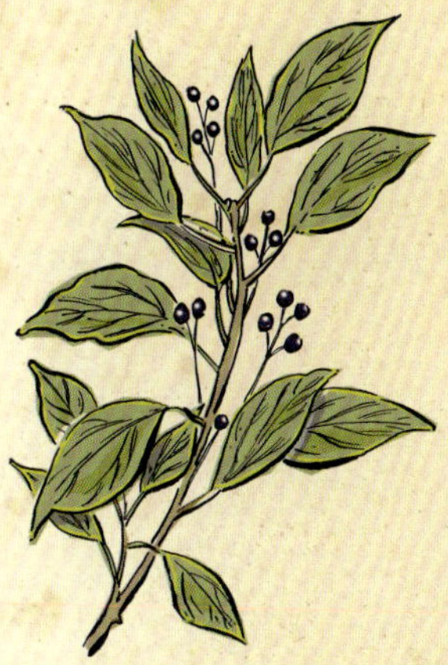

ZAUBER

Waschen Sie sich mit Kampferseife, bevor Sie mit dem Zaubern beginnen, und/oder legen Sie Mottenkugeln auf Kampferbasis zu Ihrem rituellen Gewand, wenn Sie es nicht tragen. So bewahren Sie sich Ihr magisches und okkultes Wissen.

WERMUT

PLANET: Mars

GOTTHEIT: Rusalki, russischer Schlangengeist

MAGISCHE VERWENDUNG: Heilung, Schutz vor bösen Geistern

NICHT-MAGISCHE VERWENDUNG: Ein paar Tropfen ätherisches Öl im warmen Wasser aufgelöst, kann als Stärkungsmittel getrunken werden und wirkt zudem fiebersenkend. Es hilft auch bei Mensch und Tier gegen Würmer. Die Blätter als Tee sind schmerzlindernd und werden traditionell bei Wehen eingesetzt. Das verdünnte ätherische Öl hilft bei Insektenstichen und Schlangebissen, indem es das Gift herauszieht. Sie sollten es nur stark verdünnt anwenden, denn reiner Wermut kann giftig sein. Absinth wird aus Wermut hergestellt.

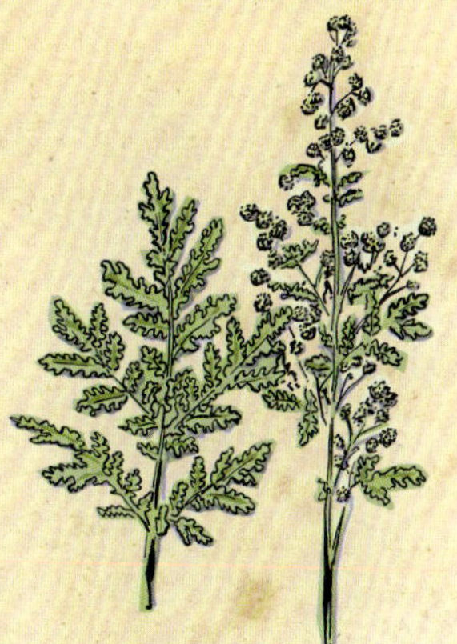

ZAUBER

Wenn Sie merken, dass böse Geister Ihren Zauber stören, legen Sie Wermut oder ein paar Tropfen ätherisches Öl auf Ihren Altar oder in Ihr Buch der Schatten.

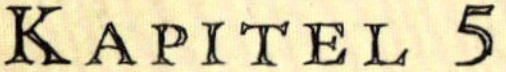

Kapitel 5

Weitere Lebensmittel und ihre magische Verwendung

Da dies ein Kräuterbuch ist, spielen Kräuter und ihre Verwendung in der Magie und der alternativen Heilkunst natürlich hier die wichtigste Rolle. Aber wenn es um Kräuterkunde und Zauberkräuter geht, dann sind auch solche Pflanzen von Bedeutung, die im botanischen Sinne gar keine Kräuter sind. (Für die Neugierigen unter Ihnen: Laut Wörterbuch ist ein Kraut „eine Pflanze, deren Stängel nicht verholzen und die in der Regel am Ende der Wachstumsphase absterben".)

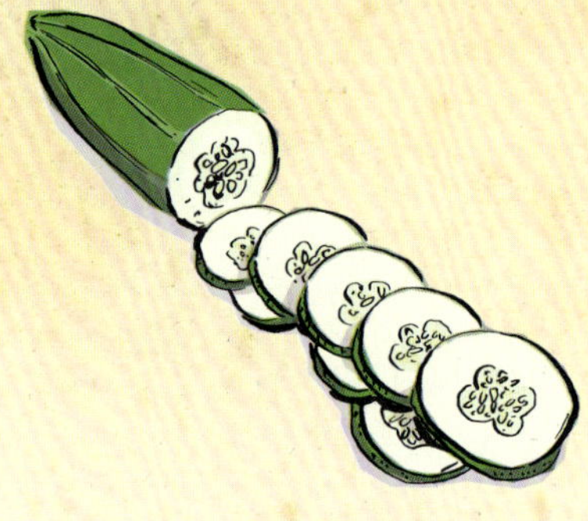

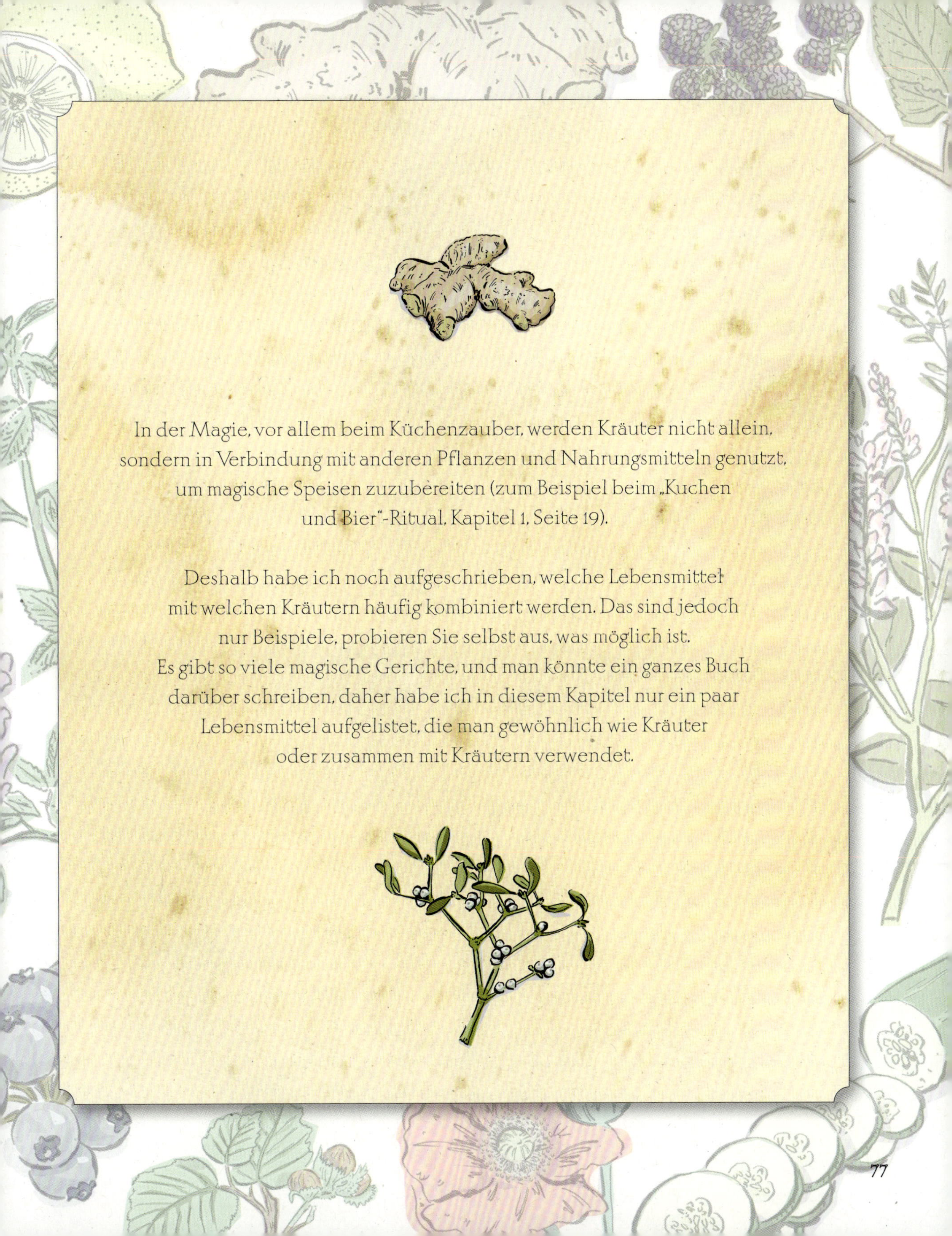

In der Magie, vor allem beim Küchenzauber, werden Kräuter nicht allein, sondern in Verbindung mit anderen Pflanzen und Nahrungsmitteln genutzt, um magische Speisen zuzubereiten (zum Beispiel beim „Kuchen und Bier"-Ritual, Kapitel 1, Seite 19).

Deshalb habe ich noch aufgeschrieben, welche Lebensmittel mit welchen Kräutern häufig kombiniert werden. Das sind jedoch nur Beispiele, probieren Sie selbst aus, was möglich ist. Es gibt so viele magische Gerichte, und man könnte ein ganzes Buch darüber schreiben, daher habe ich in diesem Kapitel nur ein paar Lebensmittel aufgelistet, die man gewöhnlich wie Kräuter oder zusammen mit Kräutern verwendet.

Erde ☆ Norden

ALFALFA

Planet: Venus

Gottheit: Vishnu, Gott des Geldes

Magische Verwendung: Geld, Wohlstand

Nicht-magische Verwendung: Zur Behandlung von Infektionen, indem man ein zerstoßenes Blatt oder eine Alfalfasalbe (einfach einer leichten Feuchtigkeitscreme beimengen) auf die Wunde (vor allem Schnittwunden) aufträgt. Einige Tropfen ätherisches Öl oder zerstoßene Blätter kann man beispielsweise Mandelöl zufügen, welches man dann erwärmt mit einem Wattebausch auf das äußere Ohr aufträgt, damit es sich nach einer Ohrinfektion wieder erholen kann. Alfalfa ist eine ganz besondere Pflanze, reich an Antioxidantien und vielen Vitaminen, und ein hervorragendes Nahrungsmittel, mit dem die Araber sogar ihre preis-gekrönten Pferde füttern.

Häufig kombiniert mit: Basilikum. Gegessen in Salaten oder Aufläufen, wird es Ihnen Geld bringen.

ZAUBER

Streuen Sie an einem Donnerstag Alfalfa in das Münzfach Ihres Portemonnaies und in Ihren Safe, falls Sie einen besitzen. Das bringt Geld.

BROMBEEREN

Planet: Saturn

Gottheit: Brigit, Göttin der Mutterschaft

Magische Verwendung: Schutz, Heilung

Nicht-magische Verwendung: Ein Tee aus Brombeerwurzeln hilft gegen Durchfall und Hämorrhoiden, als Gurgelwasser hilft er bei Halsschmerzen. Ein verdünnter Tee kann bei entzündeten und roten Augen angewendet werden. Zerstoßene Beeren auf die Haut aufgetragen, mildert Akne und hilft bei fettiger Haut sowie bei kleinen offenen Wunden und Kratzern – die Blutung wird gestoppt und der Heilungsprozess beginnt. Junge Brombeersprossen als Salat helfen bei Blasenentzündungen.

Häufig kombiniert mit: Piment und Zucker. Über die Brombeeren gestreut, wird dieses Gericht vornehmlich denjenigen gegeben, die Heilung bedürfen.

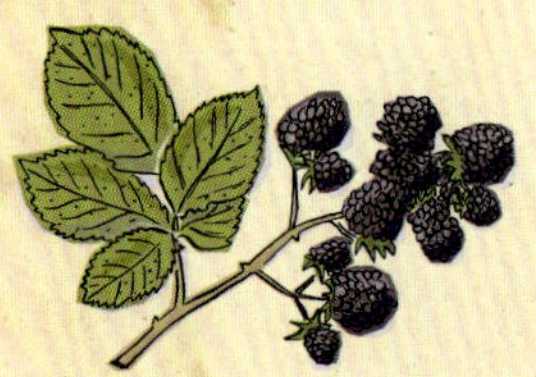

ZAUBER

Kleben Sie einen Brombeerdorn in jede Ecke eines Fotos von der Person, die Sie lieben, um sie zu beschützen.

WEIZEN

PLANET: Mars

GOTTHEITEN: Juno, Göttin der Treue und des Schutzes; Brigit, Göttin der Mutterschaft

MAGISCHE VERWENDUNG: Fruchtbarkeit, Geld, Wohlstand, Brigit-Kreuze (vorwiegend für den Maifeiertag) werden aus Weizenhalmen gebunden.

NICHT-MAGISCHE VERWENDUNG: Eine sehr gute Protein- und Kohlenhydratquelle.

HÄUFIG KOMBINIERT MIT: Petersilie, die in Weizenbrot eingebacken wird, wenn man schwanger werden möchte.

ZAUBER

Füllen Sie bei Neumond etwas Weizen in Ihren Kessel oder in eine Schüssel und halten Sie ihn konstant feucht. Bei Vollmond, wenn er zu sprießen beginnt, essen Sie die Weizenkörner, damit sich Ihr Geld- oder Ihr Kinderwunsch erfüllt.

WALNUSS

PLANET: Venus

GOTTHEIT: Durga, Göttin der Schönheit und der Macht

MAGISCHE VERWENDUNG: begehrt werden, mentale Kraft, Fruchtbarkeit

NICHT-MAGISCHE VERWENDUNG: Die äußere grüne Schale kann man bei Wunden direkt auf die Haut legen, sie enthält natürliches Jod. Bei Durchfall oder Blutarmut kann man die Schale auch zerstoßen und essen. Reibt man mit der Nuss über die Haut, so wirkt dies mildernd bei Hautproblemen wie Ekzemen, Akne, Sonnenbrand und spröden Lippen. Ein natürliches Antitranspirant kann man aus gekochten Walnussblättern herstellen. Baden Sie Hände und Füße darin und tupfen Sie die Lösung unter die Achseln.

HÄUFIG KOMBINIERT MIT: Katzenminze. Im Badezimmer aufgestellt, fördert dies die Schönheit. Legen Sie etwas Katzenminze auf einen kleinen Teller und dekorieren Sie ein paar Walnüsse drumherum.

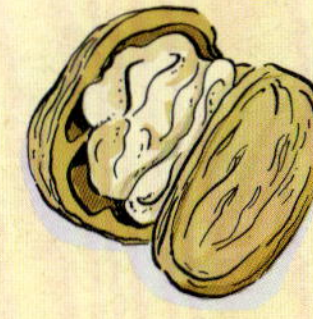

ZAUBER

Um sich beim anderen Geschlecht begehrenswerter zu machen, nehmen Sie zwei Walnüsse und zerreiben diese zwischen Ihren Handflächen, während Sie daran denken, welche Charaktereigenschaften Ihr zukünftiger Partner haben sollte. Dann essen Sie die Walnüsse auf und bewahren die Schalen unter Ihrem Bett auf, bis ein neuer Partner drin liegt.

Luft ☆ Osten

MANDEL

Planet: Merkur

Gottheit: Toth, Gott der Weisheit

Magische Verwendung: Geld, Wohlstand, Weisheit

Nicht-magische Verwendung: Mandeln isst man bei Verstopfung. Mandelmilch kann man aus gemahlenen Mandeln und Wasser herstellen, sie eignet sich für Babys und Erwachsene, die gegen Kuhmilch allergisch sind. Mandelöl ist ein wunderbares Trägeröl, vor allem bei medizinischen Massagen, und reines Mandelöl regeneriert raue, spröde, trockene oder gerötete Haut.

Häufig kombiniert mit: Polei-Minze im Portemonnaie, um Geld herbeizuwünschen.

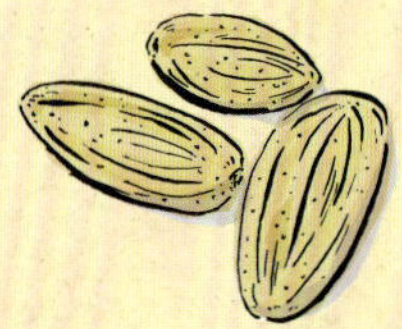

ZAUBER

Um immer Geld zu haben, legen Sie jeden Donnerstag sieben Mandeln in Ihre Tasche und essen täglich eine um genau 12 Uhr mittags.

BLAUBEEREN

Planet: Uranus

Gottheit: Tengri, Gott des Himmels

Magische Verwendung: Schutz, okkulte Künste. Repräsentiert die Farbe Blau, wenn etwas Essbares gebraucht wird.

Nicht-magische Verwendung: Der Verzehr schützt die Blase, vor allem vor Blaseninfektionen, und hilft bei Durchfall. Regelmäßig verzehrt, sollen sie die Vorstellungskraft stärken. Es gibt Hinweise darauf, dass sie den Blutdruck und das negative Cholesterin niedrig halten.

Häufig kombiniert mit: Alraune. Alraune und Blaubeeren auf dem Altar können einen komplexen Zauber noch mächtiger werden lassen.

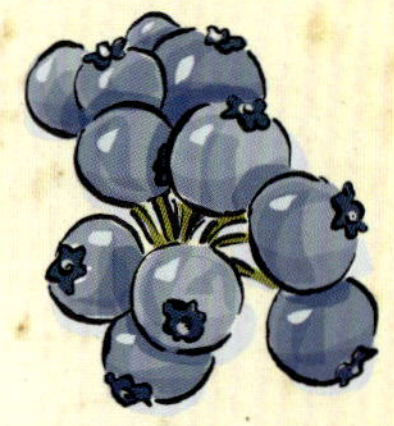

ZAUBER

Um herauszufinden, welche Tarotkarten gelesen werden soll, legen Sie alle Karten verdeckt auf einen Tisch und werfen dann ein paar Blaubeeren darüber. Die Karten, auf denen Blaubeeren gelandet sind, wählen Sie aus.

HASELNUSS

PLANET: Sonne

GOTTHEIT: Gwydion, Gott der Künste und des Glücksspiels

MAGISCHE VERWENDUNG: Glück, Hellseherei, Schutz. In germanischen Ländern zum Schutz vor Blitzschlag getragen.

NICHT-MAGISCHE VERWENDUNG: Stärken das Immunsystem und regen eine träge Verdauung an. Enthalten viel Vitamin B und Kalium.

HÄUFIG KOMBINIERT MIT: Muskat. Zusammen in Plätzchen, die Glück bringen sollen.

ZAUBER

Setzen Sie sich bequem auf den Boden, dann nehmen Sie eine Handvoll Haselnüsse und denken an eine Frage, die Sie haben. Lassen Sie die Nüsse zu Boden fallen und interpretieren Sie die Formen, die daraus entstehen. Die Anzahl der Nüsse, die weit wegrollen, kann ein Zeichen dafür sein, wie schwerwiegend Ihr Problem ist, wenn beispielsweise alle Nüsse weit auseinanderrollen, dann ist das Problem groß und betrifft mehr Personen, als Sie gedacht hatten.

MISTEL

PLANET: Sonne

GOTTHEIT: Freya, Göttin der Liebe

MAGISCHE VERWENDUNG: romantische Liebe, Schutz vor dem Bösen, Empfängnis, Träumen, Jagen

NICHT-MAGISCHE VERWENDUNG: Mistel, verdünnt mit einem Trägeröl wie Mandelöl oder Hagebuttenkernöl, hilft einmassiert bei Arthritis. Als Tee oder in Alkohol gelöst, wirkt es bei Schwindel (vorher zubereiten und immer bei sich tragen). Die Pflanze ist geringfügig giftig und sollte nicht verzehrt werden, es sei denn, Sie kennen ihre Eigenschaften sehr gut.

HÄUFIG KOMBINIERT MIT: Kreuzdorn. Hilft denjenigen, die unglücklich verliebt sind. Als Gewürz im Met (dem Honigtrank) oder als Zauber, um eine Situation zum Abschluss zu bringen.

ZAUBER

Um Ihre Lieben auf einer Reise oder bei der Arbeit mit schlechten Menschen zu beschützen, nehmen Sie einen Mistelzweig, der genau so viele Blätter hat wie Tage, die die Reise oder die Arbeit dauert. Spießen Sie ein Rosenblütenblatt, das Sie zuvor geküsst haben, auf jedes Mistelblatt. Jeden Morgen brechen Sie ein Blatt vom Mistelzweig ab und danken Freya oder Ihrer eigenen Schutzgottheit für den Schutz, den sie gewährt hat.

Feuer ☆ Süden

MAIS

Planet: Jupiter

Gottheit: Adonis, Gott der Lust

Magische Verwendung: Manneskraft, Lust, Freundschaft

Nicht-magische Verwendung: Maisseide, die „Haare" an einem Maiskolben, kann man kochen und bei Harnwegsinfektionen trinken. Das hilft auch, wenn Kinder ins Bett machen. Stimuliert den Appetit.

Häufig kombiniert mit: Katzenminze. Die Blätter der Katzenminze werden um den Mais gewickelt und in einem Zimmer aufbewahrt, in dem Sie eine Party feiern. Auch als gemischter Salat versprechen Katzenminze und Mais extra viel Spaß.

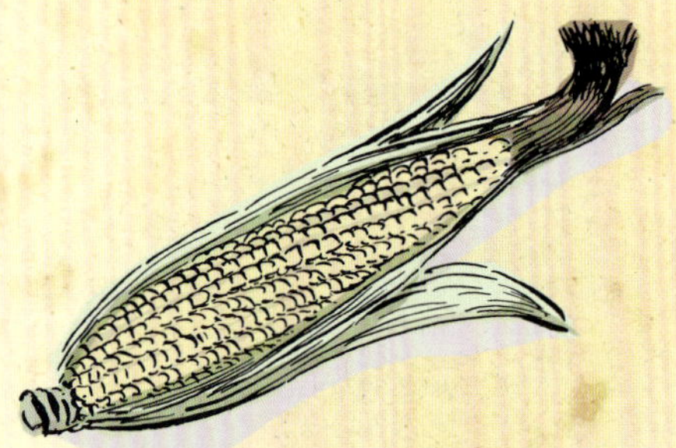

ZAUBER

Um die sexuelle Leistungsfähigkeit eines Mannes zu steigern, legen Sie einen Maisstängel (roter Mais ist besser als gelber Mais) unter sein Bett.

INGWER

Planet: Mars

Gottheit: Artemis, Göttin der Jagd

Magische Verwendung: Liebeszauber, Reichtum (privat und geschäftlich)

Nicht-magische Verwendung: Gegessen oder als Tee getrunken, stimuliert Ingwer die Sinne und schützt vor Blähungen. Kandierter Ingwer hilft bei morgendlicher Übelkeit und Seekrankheit. Ingwersaft ist gut gegen einen morgendlichen Kater und Durchfall.

Häufig kombiniert mit: Lavendel, in kalten Getränken für den Liebhaber. Das Getränk steigert sowohl die Romantik als auch die Zufriedenheit und den Frieden in Ihrer Beziehung.

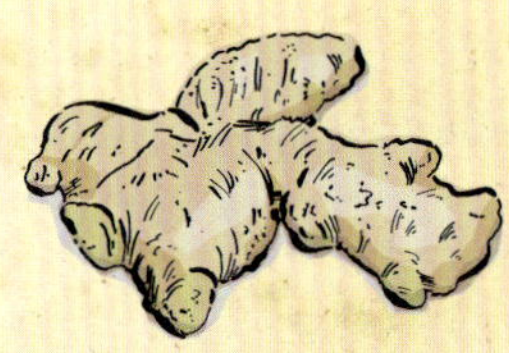

ZAUBER

Kauen Sie ein Stück Ingwer vor jedem Zauber, aber vor allem, wenn es um Liebe und Reichtum geht. So stärken Sie Ihre Zauberkraft.

KANADISCHER GELBWURZ

PLANET: Sonne

GOTTHEIT: Aradia, Göttin der Hexenkunst und des Friedens

MAGISCHE VERWENDUNG: Heilung, innere Kraft. Kanadischer Gelbwurz ist den amerikanischen Ureinwohnern heilig.

NICHT-MAGISCHE VERWENDUNG: Die zerstoßenen Blätter auf Wunden und Verletzungen wirken als mildes Antibiotikum und stoppen die Blutung. Ein Tee aus der Wurzel regelt die Verdauung, ist appetitanregend und hilft bei Dehydrierung. Auch bei entzündlichen Beckenerkrankungen hilft der Kanadische Gelbwurztee in Verbindung mit der westlichen Schulmedizin. Während der Schwangerschaft und über einen längeren Zeitraum sollte dieses Gewächs nicht eingenommen werden (maximal einen Monat), da es die nützlichen Bakterien im Darm abtöten kann.

HÄUFIG KOMBINIERT MIT: Irisch Moos in Zauberflaschen (siehe Kapitel 1, Seite 16) zur Heilung.

ZAUBER

Tragen Sie ein Stück Kanadischen Gelbwurz in einem goldenen Medaillon an einem blauen Band um Ihren Hals, um sich vor Krankheit und Verletzung zu schützen.

LAKRITZ

PLANET: Merkur

GOTTHEIT: Hekate, Göttin der Unterwelt, der Magie und des Okkulten

MAGISCHE VERWENDUNG: zu den Ahnen sprechen, den Geistern helfen, weiterzugehen, Liebeszauber

NICHT-MAGISCHE VERWENDUNG: Das Kauen der Lakritzwurzel hilft bei zahlreichen Lungenproblemen, von Husten und Bronchitis bis Asthma. Es stärkt das Immunsystem, damit es besser mit Allergien und Medikamenten wie Antibiotika und Steroiden umgehen kann. Als starker Tee wirkt Lakritz entgiftend. Das Kauen von Lakritz kann kurzfristig den Blutdruck erhöhen, daher sollte man darauf verzichten, wenn man unter hohem Blutdruck leidet. Mit seinem starken, süßen Geschmack kann es den bitteren Geschmack anderer Heilkräuter überdecken..

HÄUFIG KOMBINIERT MIT: Wildem Knoblauch, wenn bei einem Zauber die Toten involviert sind. Oder man legt Lakritz und Wilden Knoblauch auf den Altar, isst dann beides zusammen, wenn man in Kontakt mit den Ahnen treten will.

ZAUBER

Reiben Sie eine schwarze Kerze mit Lakritzöl oder einer Lakritzwurzel ein. Zünden Sie sie an und legen Sie ein Foto des Ahnen (oder schreiben Sie dessen Namen auf einen Zettel) vor die Kerze. Visualisieren Sie die Begegnung mit dieser Person und sprechen Sie mit ihr.

Wasser ☆ Westen

SELLERIE

PLANET: Merkur

GOTTHEIT: Apollo, Gott der Poesie und der Musik

MAGISCHE VERWENDUNG: Mentale und geistige Kraft, Gewichtsverlust

NICHT-MAGISCHE VERWENDUNG: Eine Selleriestange kann direkt auf die Haut gelegt werden, um Pilzerkrankungen zu heilen. Als Tee getrunken oder gegessen, hilft es bei Hautproblemen und stimuliert den Kreislauf und den Blutfluss, daher ist es auch bei Menstruationsproblemen ein gutes Mittel. Selleriesamen werden gekaut, um Stress und Nervosität zu lindern. Sie mindern auch den Blutdruck.

HÄUFIG KOMBINIERT MIT: Thymian, um das Wissen und die Konzentration beim Lernen zu steigern. Sie können Sellerie und Thymian in einem Auflauf oder Salat kombinieren oder beides einfach in Ihrem Arbeitszimmer aufbewahren.

ZAUBER

Wenn Sie gerade abnehmen, dann legen Sie jeden Morgen ein Pentagramm aus fünf Selleriestangen und stellen sich dabei vor, wie Sie schlank und gesund sind. Essen Sie vor jeder Mahlzeit oder als Snack eine Stange.

GURKE

PLANET: Mond

GOTTHEIT: Hera, Göttin der Reinigung und der Ehe

MAGISCHE VERWENDUNG: Keuschheit, Wohlstand

NICHT-MAGISCHE VERWENDUNG: Erfrischt Körper und Geist. Gurke kann man zum Abschwellen auf Bienenstiche oder auf sonnenverbrannte Haut legen. Hilft bei müden Füßen.

HÄUFIG KOMBINIERT MIT: Baldrian. Essen Sie beides, wann immer Sie von Ihrem Liebsten getrennt sind. So bleiben Sie beide einander treu und die Beziehung ist stark und friedvoll.

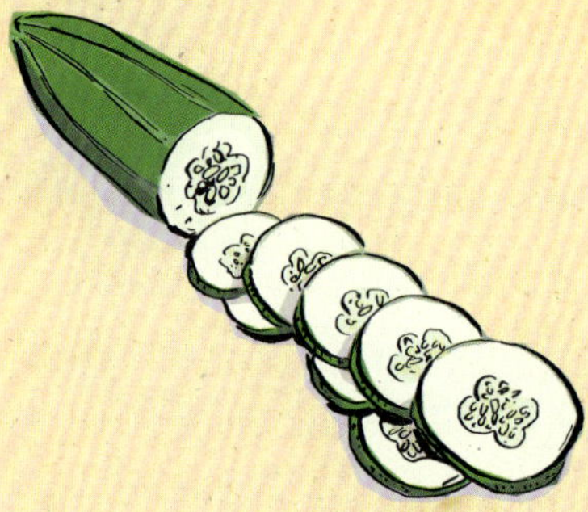

ZAUBER

Drücken Sie fünf Kupfermünzen in gleichmäßigem Abstand in eine Gurke. Das bringt Ihrer Familie Wohlstand. Bewahren Sie die Gurke bei der Eingangstür auf und ersetzen Sie sie, wenn sie schlaff wird.

ZITRONE

PLANET: Pluto

GOTTHEIT: Juno, Göttin der Treue und des Schutzes

MAGISCHE VERWENDUNG: anti-negativ, Freundschaft, Prüfungen, Langlebigkeit

NICHT-MAGISCHE VERWENDUNG: Mit einer durchgeschnittenen Zitrone reibt man Krampfadern, Cellulites und Hämorrhoiden ein. Zitronenschale beruhigt einen nervösen Magen. Zitronen fördern das Immunsystem, vor allem im Winter, denn sie enthalten viel Vitamin C. Das Gurgeln mit Zitronenwasser hilft bei Halsschmerzen. Das ätherische Öl fördert die Konzentration und ist erfrischend. Verbrennen Sie es einfach in einer Duftlampe.

HÄUFIG KOMBINIERT MIT: Kardamom im Essen, um Freundschaften zu fördern.

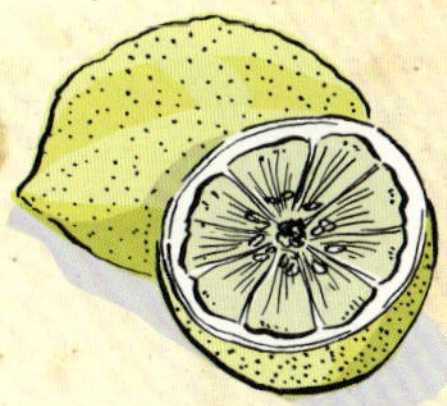

ZAUBER

Um das Negative aus einem Haus zu entfernen, vierteln Sie eine Zitrone und legen in jede Ecke des wichtigsten Zimmers ein Viertel. Die Zitrone wird die negative Energie aufsaugen und wird vielleicht schwarz. Entfernen Sie die Zitronenviertel, wenn sie schwarz oder alt geworden sind.

MOHN

PLANET: Mond

GOTTHEIT: Demeter, Göttin der Ernte

MAGISCHE VERWENDUNG: Wahrsagen, Fruchtbarkeit, Schlaf

NICHT-MAGISCHE VERWENDUNG: In Flüssigkeit (meist Wein) gekocht, können Mohnsamen bei Bauchschmerzen getrunken werden. Sie geben Energie und werden häufig von Athleten vor einem langen Trainingstag gegessen. Ein Sirup oder Tee aus Mohnblütenblättern hilft beim Einschlafen.

HÄUFIG KOMBINIERT MIT: Jasmintee, bei der Traummagie (siehe Kapitel 1, Seite 17).

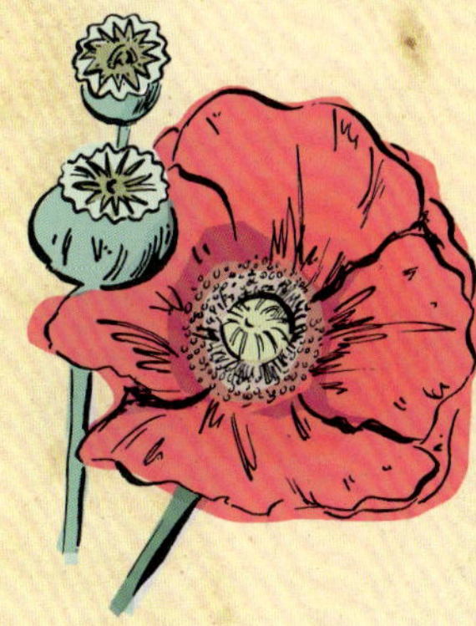

ZAUBER

Um zu sehen, was die Zukunft bringt, werfen Sie eine Handvoll Mohnsamen in ein kleines Feuer (in einem Kessel oder auf einem Stück Räucherkohle). Atmen Sie den Rauch ein und bitten Sie die Götter, Ihnen Antworten auf Ihre Fragen zu geben.

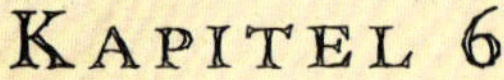

Kapitel 6

Kräuterzauber

Ich liebe es, eigene Zaubersprüche zu schreiben und habe das schon getan, bevor ich einem Coven beigetreten bin. Das heißt, dass ich dies schon mehr als mein halbes Leben lang mache. Jeden Zauber in diesem Kapitel habe ich erfolgreich für mich oder jemanden, den ich persönlich kenne, durchgeführt. Die Chance ist also groß, dass er auch bei Ihnen wirkt.

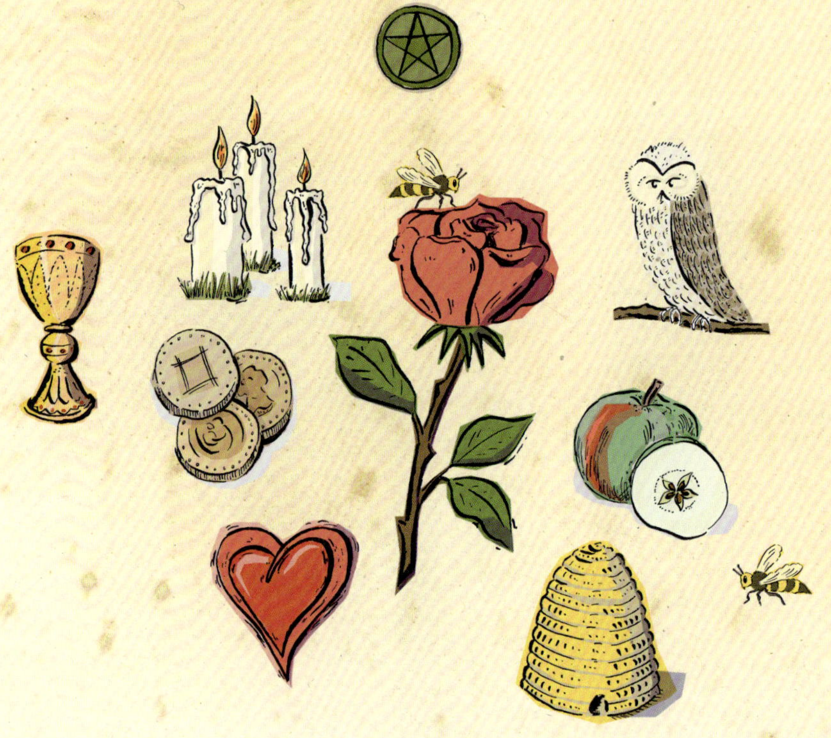

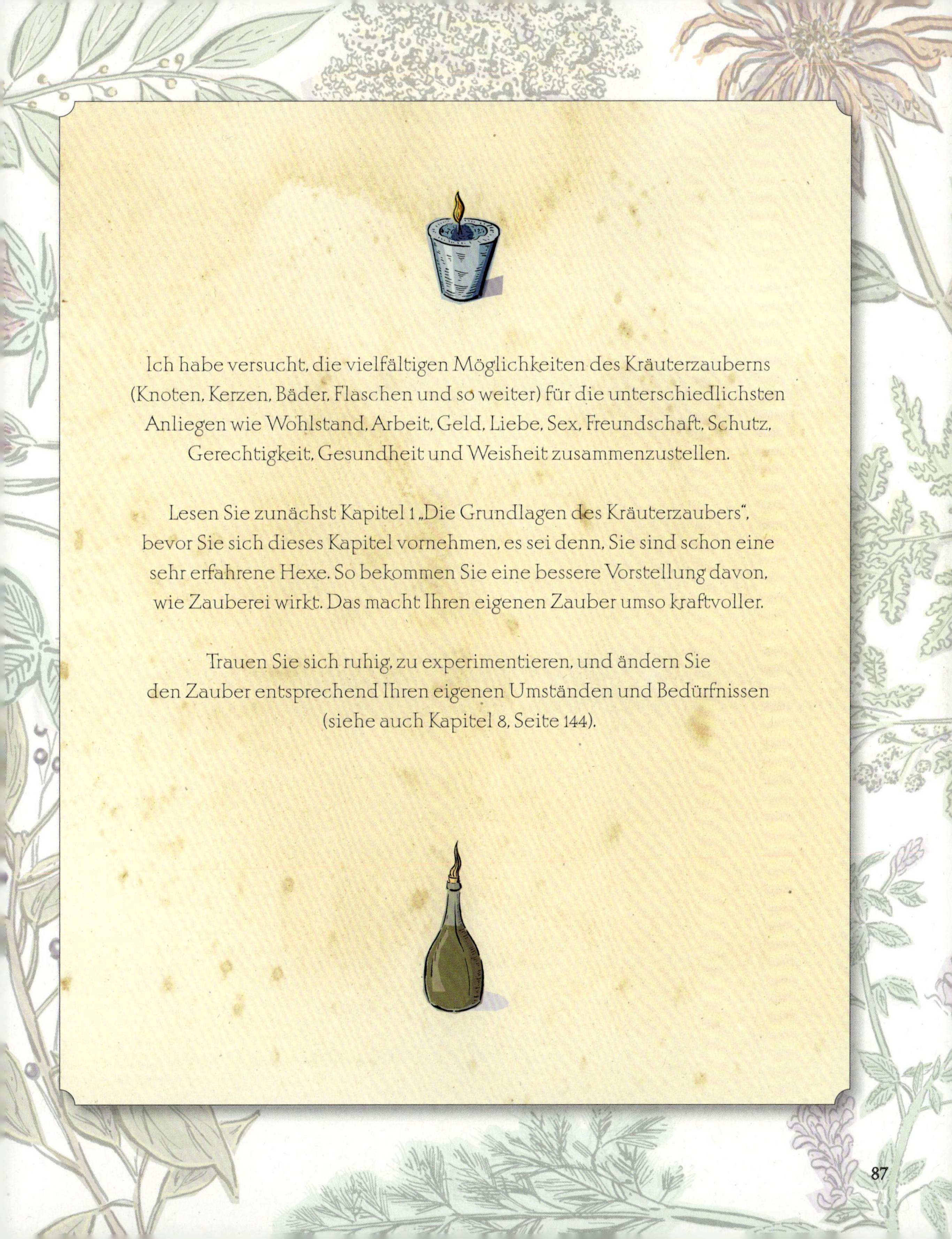

Ich habe versucht, die vielfältigen Möglichkeiten des Kräuterzauberns (Knoten, Kerzen, Bäder, Flaschen und so weiter) für die unterschiedlichsten Anliegen wie Wohlstand, Arbeit, Geld, Liebe, Sex, Freundschaft, Schutz, Gerechtigkeit, Gesundheit und Weisheit zusammenzustellen.

Lesen Sie zunächst Kapitel 1 „Die Grundlagen des Kräuterzaubers", bevor Sie sich dieses Kapitel vornehmen, es sei denn, Sie sind schon eine sehr erfahrene Hexe. So bekommen Sie eine bessere Vorstellung davon, wie Zauberei wirkt. Das macht Ihren eigenen Zauber umso kraftvoller.

Trauen Sie sich ruhig, zu experimentieren, und ändern Sie den Zauber entsprechend Ihren eigenen Umständen und Bedürfnissen (siehe auch Kapitel 8, Seite 144).

Wohlstandszauber

Wohlstandszauber machen Ihr Leben insgesamt besser und einfacher, es geht weniger darum, Geld anzuhäufen, Schulden zu tilgen, Kunden zu gewinnen oder einen ungeliebten Mitarbeiter loszuwerden, auch wenn das im Einzelfall möglich ist.

Sehen Sie einen Wohlstandszauber als die Bitte an das Universum/ den Geist/Gott oder an welche höhere Macht Sie auch glauben, die Dinge besser zu machen. Statt einfach nur zu beten, werden Sie selbst aktiv, indem Sie Zutaten sammeln und einen Zauber wirken, der die Energie des Wohlstands heranzieht.

Ich habe auch den einen oder anderen Geldzauber in diesem Kapitel aufgeführt (siehe Seiten 91 - 94), weil diese immer verlangt werden. Aber in vielerlei Hinsicht ist ein Zauber für Wohlstand sicherer als ein Geldzauber, vor allem für Anfänger, denn dabei bitten Sie nicht um große Summen Geld, was den Göttern gierig erscheinen könnte, und Sie müssen auch nicht genauer ausführen, dass das Geld nicht aus negativen Quellen kommen soll, wie beispielsweise einer Erbschaft. Sie bitten einfach das Universum darum, Ihr Leben erfolgreicher und Sie wohlhabender zu machen.

Ein Wohlstandszauber kann jederzeit gewirkt werden, aber wenn es darum geht, Erfolg und Vermögen zu steigern, dann ist die beste Zeit, wenn auch in der Natur alles wächst, also bei zunehmendem Mond, zur Erntezeit oder bei Sonnenaufgang.

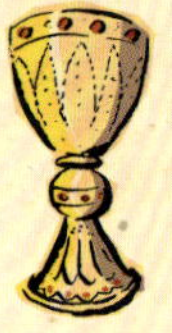
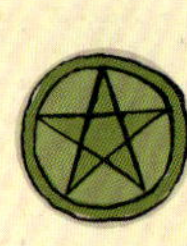
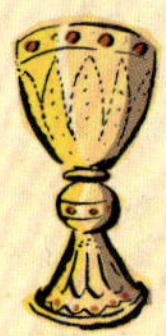

„Da ist Fenchel für Euch und Akelei –
da ist Raute für Euch, und hier ist welche für mich;
wir können sie Sonntagsgnadenkraut nennen."
Hamlet, William Shakespeare (1564–1616)

SENFSAMENZAUBER FÜR WOHLSTAND

ZUTATEN

- Tigerauge
- Handvoll Salz
- 12 Senfsamen

ZAUBER

Am Tag vor Neumond bedecken Sie das Tigerauge mit Salz. Am Tag nach Neumond nehmen Sie den Halbedelstein heraus und waschen ihn in einem sauberen Fluss oder Bach sauber. Wenn das nicht möglich ist, dann reinigen Sie ihn unter fließendem Wasser im Waschbecken. Halten Sie das Tigerauge und die Senfsamen in Ihrer linken Hand (die linke Hand leitet Ihre Intuition) und bitten Sie das Universum darum, Sie mithilfe der Senfsamen zum Wohlstand zu führen. Essen Sie bis zum Vollmond jeden Tag einen der Senfsamen.

STERNANIS-KERZENZAUBER FÜR WOHLSTAND

ZUTATEN

- Sternanis
- Grüne oder goldene Kerze

ZAUBER

Stecken Sie etwas Sternanis in die Kerze. Wenn die Kerze weich genug ist, dann können Sie den Sternanis einfach in den Wachs hineinstecken. Wenn das nicht geht, dann lassen Sie etwas Wachs der gleichen Farbe auf die Kerze tropfen und befestigen auf diese Weise den Sternanis auf der Zauberkerze. Zünden Sie die Kerze an, bevor Sie etwas tun, was irgendwie mit Wohlstand in Verbindung steht, beispielsweise Bewerbungsgespräche, Gespräche mit der Bank, Rechnungen überweisen und so weiter, und verbessern Sie so Ihre Perspektiven.

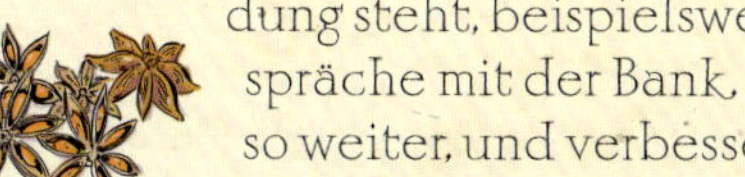

KRÄUTERSTAUB-ZAUBER FÜR WOHLSTAND

ZUTATEN

- Eine Mischung aus verschiedenen getrockneten „Wohlstands"-Kräutern (Basilikum, Lorbeer, Roter Klee, Thymian …)
- Babypuder

ZAUBER

Mischen Sie die Kräuter mit dem Babypuder, während Sie den folgenden Spruch neunmal aufsagen:

*„Die Zeit vergeht –
Wohlstand entsteht!"*

Streuen Sie den Puder jeden Morgen auf Ihre Füße, bevor Sie Socken und Schuhe anziehen.

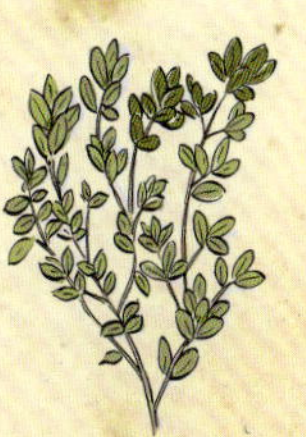

FEUERZAUBER FÜR WOHLSTAND

ZUTATEN

- Kessel, Feuerstelle oder anderer sicher Ort zum Verbrennen
- Je 3 Blätter Kamille und Basilikum
- Erde (vorzugsweise von dort, wo Sie arbeiten)

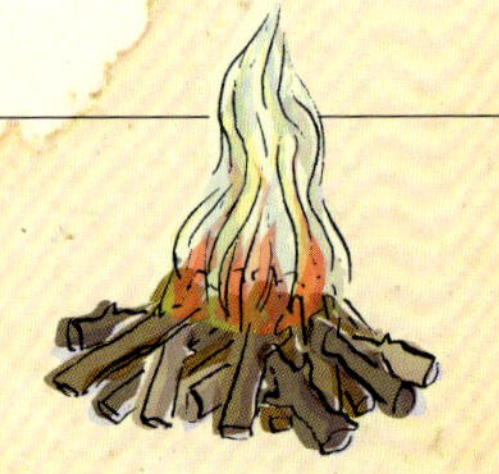

ZAUBER

Entzünden Sie in Ihrem Kessel oder Ihrer Feuerstelle ein kleines Feuer. Beobachten Sie die Flamme und spüren Sie deren Wärme, während Sie sich vorstellen, wie Ihr Leben leicht und wohlhabend wäre. Lassen Sie die Kamillen- und Basilikumblätter ins Feuer fallen, und geben Sie eine Prise Erde hinzu. Sagen Sie folgenden Spruch auf:

„Erde, Geister, Mächte, gebet mir das Beste.
Der Erde Segen, der ist mein, so soll es sein."

Geben Sie weitere Erde hinzu, bis die Flamme gelöscht ist. Der Zauber wirkt nun und sie können das Erde/Asche-Gemisch jetzt wegschmeissen, dies ist jedoch ein idealer Nährboden für Ihre nächste Aussaat magischer Kräuter!

KUPFERMÜNZENZAUBER FÜR ERFOLG

ZUTATEN

- 9 Kupfermünzen
- Kleine Symbole des Erfolgs (Spielzeugautos, das Bild eines Safes oder einer Jacht, kleine Edelsteine etc.)
- Prise Kardamom
- Rosmarinöl

ZAUBER

Legen Sie die Münzen im Uhrzeigersinn auf Ihren Altar oder auf einen Tisch an einem ruhigen Ort, wo Sie den Zauber ungestört liegen lassen können. Legen Sie auf jede Münze ein kleines Symbol für Reichtum. Streuen Sie die Prise Kardamom in die Mitte des Kreises, um die Energie des Wohlstands herbeizurufen. Dann ziehen Sie außen um die Münzen herum einen Kreis aus Rosmarinöl, und zwar dieses Mal gegen den Uhrzeigersinn, um negative Energien und solche, die Ihnen den Wohlstand neiden, abzuwehren. Lassen Sie das Arrangement dort liegen, bis Sie eine deutliche Verbesserung Ihrer Lage erkennen können.

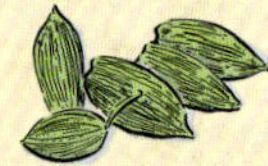

Geldzauber

Geldzauber ist ein wenig schwierig, denn es ist wichtig, dass Sie ihn umsichtig und korrekt ausführen, weil er sonst vielleicht Geld aus negativen Quellen hervorbringt, beispielsweise aus der Erbschaft Ihrer geliebten Tante oder der Zahlung einer Versicherung nach einem Unfall. Seien Sie unbedingt realistisch, denn auch wenn ein Zauber die Chance erhöht, dass etwas geschieht, ist es doch nicht absolut sicher.

Wenn Sie zum Beispiel in einem Geldzauber um eine Millionen in bar oder einen Lottogewinn bitten, dann werden sich Ihre Chancen zwar leicht verbessern, aber immer noch sehr gering sein. Wenn Sie aber nur darum bitten, dass Sie Ihre Rechnungen bezahlen können, dann gibt es viele mögliche Quellen, die Ihnen diesen Betrag sichern können (wenn Ihre Rechnungen nicht gerade in Millionenhöhe sind). Sie bekommen vielleicht eine Gehaltserhöhung, finden einen Geldschein auf der Straße oder ein Freund zahlt Ihnen eine Summe Geld zurück, die Sie schon ganz vergessen hatten.

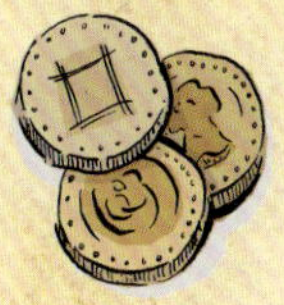 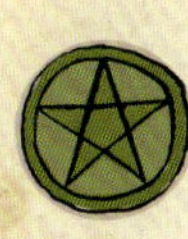 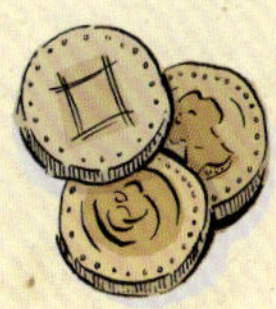

„Im armen Mannes Garten wächst
weit mehr als Kraut und Blumen.
Gedanken voller Zuversicht
und Frohsinn für müde Stunden."
Mary Howitt (1799–1888)

THYMIAN-KERZENZAUBER FÜR MEHR GELD

ZUTATEN

- Grüne oder goldene Kerze
- Getrockneten Thymian

ZAUBER

Ritzen Sie einige Geldsymbole (Dollarzeichen, Eurozeichen etc.) in die Kerze. Zünden Sie sie jeden Donnerstag tagsüber an, dann streuen Sie etwas Thymian in die Flamme. (Vorsicht, der Thymian kann noch glühen, wenn er zu Boden fällt! Am besten stellen Sie die Kerze in das Spülbecken oder an einen anderen sicheren Platz.) Machen Sie dies so lange, bis sich Ihre finanzielle Lage verbessert, aber werden Sie nicht gierig!

POLEIMINZE-ZIMT-ZAUBER, UM SCHULDEN ZU BEGLEICHEN

ZUTATEN

- Grüne Kerze
- Goldenes Tuch
- Poleiminze-Blatt
- 3 Kürbissamen
- 3 Kupfermünzen
- Zimtstange
- Goldkette

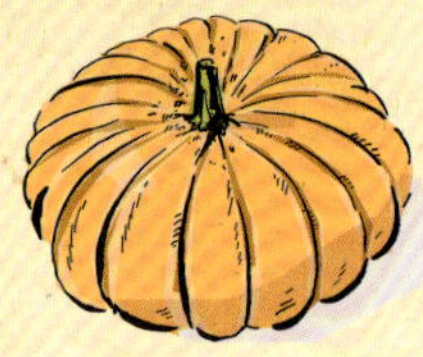

ZAUBER

An einem Donnerstag bei zunehmendem Mond zünden Sie die grüne Kerze an. Breiten Sie das Tuch davor aus und legen Sie alle anderen Zutaten darauf, während Sie sich vorstellen, Sie wären alle Geldsorgen los. Falten Sie das Tuch mit allen Gegenständen darin zusammen zu einem ganz kleinen Säckchen, versiegeln Sie es mit dem Wachs der grünen Kerze und sagen Sie Folgendes auf:

„Die Sorgen machen mir das Leben schwer,
ein Geldzauber muss schleunigst her.
Poleiminze, lass die Schulden weichen –
hilf mir, alle Rechnungen zu begleichen.
Stangenzimt und Kürbiskern
erfüllen meine Wünsche gern."

Bohren Sie in zwei Ecken des Päckchens Löcher und ziehen Sie die goldene Kette hindurch. Tragen Sie diesen Talisman jeden Tag auf Ihrer Haut, bis Ihre Schulden beglichen sind.

PATSCHULI-BASILIKUM-ZAUBER FÜR REICHTUM

ZUTATEN

- Patschuli-Räucherwerk
- getrocknetes Basilikum

ZAUBER

Zünden Sie das Patschuli-Räucherwerk an und stellen Sie sich vor, wie Sie zu Geld kommen könnten. Nehmen Sie die Asche des Räucherwerks und mischen Sie sie mit dem getrockneten Basilikum. Gehen Sie auf einen Hügel hinauf oder auf ein hohes Gebäude und streuen Sie die Asche an einem sonnigen Tag in den Wind. Dabei sagen Sie:

„Ihr Götter lasst mich nicht allein,
es fehlt mir Geld zum Glücklichsein.
Nehmt meine Gaben gnädig auf
und schenkt mir Gold und Silber zuhauf.“

BASILIKUM-LORBEER-ZAUBER, UM DAS GELD ZU BEKOMMEN, DAS SIE BRAUCHEN

ZUTATEN

- Münzen
- Kessel oder grosser schwarzer Topf
- 5 Basilikumblätter
- 5 Lorbeerblätter

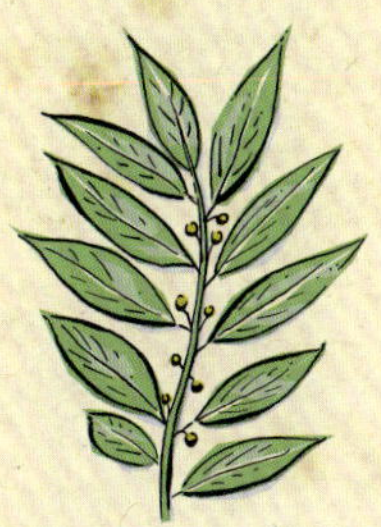

ZAUBER

Im Morgengrauen legen Sie auf dem Boden einen Kreis aus Münzen, groß genug, dass der Kessel darauf Platz hat. Füllen Sie den Kessel mit Wasser (möglichst Regenwasser, aber Leitungswasser geht auch). Rühren Sie das Wasser im Uhrzeigersinn um und singen Sie:

„Ich will beten, Lieder singen,
die Geld und Erfolg ins Leben bringen.
Sind Gott und Göttin mir wohl gesonnen,
ist das, was ich suche, schon gewonnen.“

Werfen Sie während des Umrührens die Basilikum- und Lorbeerblätter ins Wasser und sehen Sie zu, wie sie sich bewegen und welche Formen sie bilden. Aus den Formen und Figuren können Sie deuten, wie Sie an das Geld kommen können, das Sie brauchen.

BASILIKUMZAUBER FÜR EIN KOMFORTABLES LEBEN

ZUTATEN

- grosses Basilikumblatt
- Ein Geldschein (muss keine grosse Summe sein)

ZAUBER

Küssen Sie das Basilikumblatt, dann legen Sie es auf den Geldschein, falten diesen viermal und sagen:

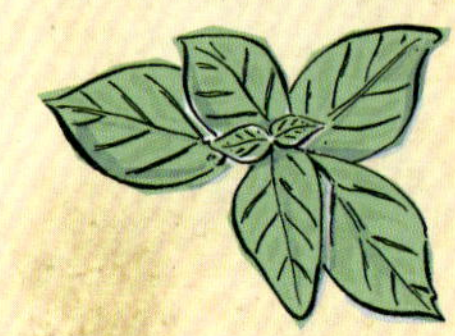

„Führ'n will ich ein feines Leben,
mir gutem Mensch kann man dies geben.
Ich bitte nicht um Geld in Massen,
will nur gut essen und nicht prassen."

Stecken Sie den Geldschein mit dem Basilikumblatt in Ihr Portemonnaie.

POLEIMINZE-KNOTENZAUBER FÜR GELD UND ERFOLG

ZUTATEN

- 3 lange Stängel Poleiminze

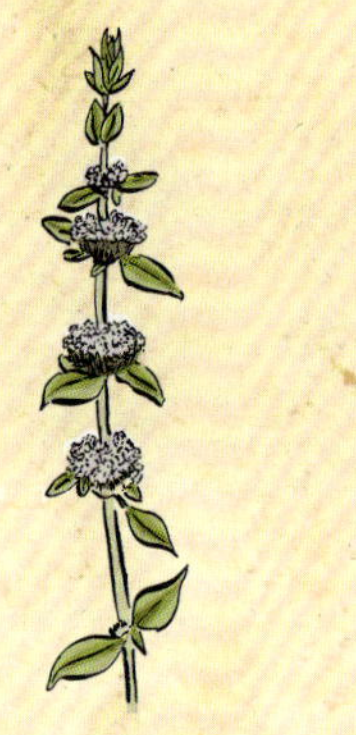

ZAUBER

Nehmen Sie einen Stängel und machen Sie drei Knoten hinein. Bei jedem Knoten sagen Sie:

„Mit eins ist gesprochen der Zauberbann,
Mit zwei hab' ich gute Arbeit getan,
Mit drei reichlich Geld fließt heran."

Dann nehmen Sie den zweiten Stängel, machen wieder drei Knoten und sagen:

„Mit vier klopfen Chancen an meine Tür,
Mit fünf wird Erfolg zum Lebenselixier,
mit sechs diesen Zauber ich fixier."

Den letzten Stängel knoten Sie noch dreimal und sagen dieses Mal:

„Mit sieben wird mein Leben großartig sein,
mit acht lad' ich all meine Wünsche ein,
mit neun ist alles dieses mein!"

Liebe, Fruchtbarkeit und Sex

Der Liebes- und Geldzauber ist wahrscheinlich die beliebteste Form der Magie und ich werde am häufigsten danach gefragt. Liebes-, Fruchtbarkeits- und Sexzauber kann jedoch kompliziert sein, denn es ist wichtig, nicht gegen den freien Willen der Person, die Sie für sich gewinnen wollen, zu agieren. Wenn Sie jemanden dazu zwingen, Sie zu lieben, dann ist das Schwarze Magie und die meisten Hexen werden sich dagegen verwehren. Das heißt aber nicht, dass Sie überhaupt keine Liebeszauber wirken können. Es gibt drei Arten, die absolut in Ordnung sind, und die nebenbei auch noch viel besser wirken als jeder Zauber, der einen anderen zwingt, Sie zu lieben.

Gute Liebeszauber sind:

- Allgemeine Liebeszauber, die Liebe in Ihr Leben bringen sollen, wo immer sie auch herkomme. Damit dies funktioniert, müssen Sie für jede Liebe offen sein, egal von wem sie auch kommen möge: sei es vom Postboten, vom Verkäufer im Gemüseladen oder Ihrem Kollegen.

- Liebeszauber, die bestehende Gefühle vertiefen sollen. Die sind gut geeignet, wenn Sie zu schüchtern sind, jemanden anzusprechen, den Sie schon kennen, zum Beispiel aus dem Fitnessstudio, oder wenn aus einem Freund plötzlich mehr zu werden scheint. Auch Zauber zu Beginn einer Liebesbeziehung, nach den ersten Treffen, gehören dazu. Diese wirken aber nicht, wenn der andere nichts von Ihnen will! Die Magie bringt die Dinge nur ans Laufen und lässt Sie und den anderen offener werden (etwa indem man den anderen fragt, ob man zusammen ausgeht).

- Zaubersprüche, die einen Vorbehalt („Und füge keinem Schaden zu", „Wenn die Götter es wollen" etc.) oder Ähnliches umfassen. Damit werden alle egoistischen Motive, die in einem Zauber sein mögen, zunichte gemacht, und Sie können sicher sein, dass der Zauber sich nicht gegen den freien Willen des anderen richtet.

Zauber, um eine neue Liebe zu finden

Blumenzauber für die Liebe

Zutaten

- ☆ 5 Rosenblütenblätter (rosa für romantische Liebe, rot für körperliche Liebe)
- ☆ 5 Jasminblüten (wenn Sie keine frischen Blüten haben, können Sie auch die getrockneten aus dem Jasmintee herauspicken)
- ☆ Bergamotteöl
- ☆ Kleine Flasche

Zauber

Am Tag nach Neumond fügen Sie alle Zutaten in die Flasche. Dabei müssen die Blüten und Blätter gut mit Öl bedeckt sein. Schütteln Sie die Flasche täglich, während Sie darüber nachdenken, welche Eigenschaften Ihr idealer Liebhaber haben sollte. Bei Vollmond ist Ihr Liebesöl fertig: Tupfen Sie ein wenig auf Ihre Brust und den Nacken, wenn Sie ausgehen oder irgendetwas unternehmen, wobei Sie Ihren Zukünftigen treffen könnten.

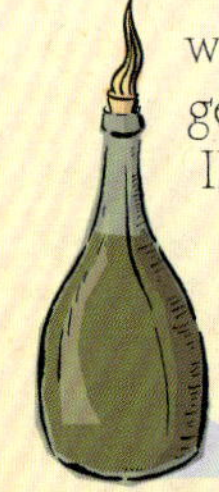

„Macht der Drei"-Zauber für die Liebe

Zutaten

- ☆ Rosa Kerze
- ☆ Muschel (vorzugsweise selbst gefunden)
- ☆ 1 Rosenknospe
- ☆ Vanilleschote
- ☆ Prise Zimt

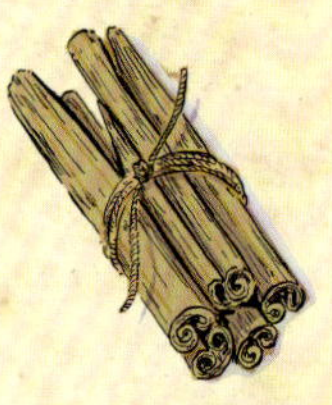

Zauber

Zünden Sie die Kerze an, ziehen Sie die Muschel dreimal durch die Flamme und sagen Sie jedes Mal:

„Die Macht der Drei zaubert Liebe herbei!"

Schauen Sie eine Zeitlang in die Flamme und stellen Sie sich vor, wie Sie den perfekten Partner für sich gewinnen. Legen Sie die Rosenknospe in die Muschel, kratzen Sie die Vanille aus der Schote hinzu, und fügen Sie die Prise Zimt bei. Während jeder dieser Handlungen sagen Sie wiederum:

„Die Macht der Drei zaubert Liebe herbei!"

Werfen Sie die Muschel mit den Zutaten ins Meer (wenn das nicht geht, reicht auch ein Fluss), so dass die Wassergötter die Gaben annehmen und Ihnen im Gegenzug die Liebe bringen können.

HIMBEER-ROSENBAD-ZAUBER FÜR DIE LIEBE

ZUTATEN

- 1 Liter Himbeersaft
- Rosenblüten

ZAUBER

Lassen Sie sich ein heißes Bad einlaufen und fügen Sie den Himbeersaft dem fließenden Wasser hinzu. Legen Sie sich in die Wanne und verteilen Sie die Rosenblätter im Uhrzeigersinn um sich herum. Stellen Sie sich dabei vor, wie Sie ganz von Liebe erfüllt sind und die Liebe anderer auf sich ziehen. Benutzen Sie danach keine Seife und spülen Sie das Badewasser nicht ab. (Wenn Sie sich waschen wollen, duschen Sie vorher).

Zauber, um die Liebe zu stärken oder um aus Freundschaft Liebe werden zu lassen

ZAUBER UM DIE LIEBE ERBLÜHEN ZU LASSEN

ZUTATEN

- 1 Zwiebel
- Roter Stift
- 3 Kardamomsamen
- Erde und Topf

ZAUBER

Schreiben Sie den Namen der Person, die Sie lieben, mit einem roten Stift um den wurzeligen Teil einer Zwiebel. Pflanzen Sie dann die Zwiebel zusammen mit den Kardamomsamen in einen Topf und stellen Sie ihn auf eine Fensterbank, die in die Richtung zeigt, in der er oder sie wohnt. Lächeln Sie den Topf täglich an und sagen Sie:

„Unsere Liebe wächst so tief,
wie die Wurzeln dieser Zwiebel Halt geben.
Unsere Liebe ist so stark wie dieser Pflanze Stamm.
Unsere Liebe wird wie diese Zwiebel erblühen."

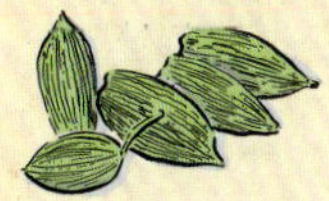

Wenn die Zwiebel blüht, dann machen Sie daraus ein Gericht für Ihren Liebsten. Wenn das nicht möglich ist, dann lassen Sie die Zwiebel auf den Weg fallen, damit der andere darüber läuft.

DUFTZAUBER FÜR SPASS UND LEIDENSCHAFT

ZUTATEN

- ☆ Sandelholzräucherwerk
- ☆ Ein Foto von Ihnen beiden als lächelndem Paar
- ☆ Patschuliräucherwerk

ZAUBER

Entzünden Sie das Sandelholz-Räucherwerk und denken Sie an gemeinsame friedliche und zufriedene Zeiten, während Sie den Rauch um Ihr Foto verteilen. Dann zünden Sie das Patschuliräucherwerk an und stellen sich vor, wie sich die Dinge hin zu Spaß und Leidenschaft entwickeln, während Sie wieder den Rauch um das Foto verteilen.

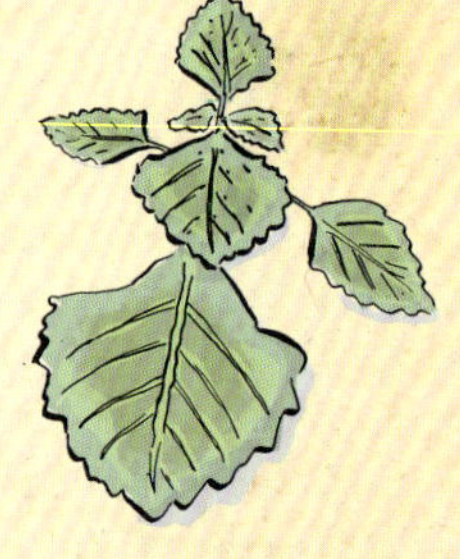

ZAUBER FÜR EINE HEISSE LIEBE

ZUTATEN

- ☆ 5 blaue Veilchen
- ☆ 5 rote Pfefferkörner
- ☆ Wasser (Weihwasser ist ideal, Quellwasser tut es auch)

ZAUBER

Lassen Sie die Veilchen und die Pfefferkörner ins Weihwasser fallen und den Mond darauf scheinen (Vollmond ist optimal). Dann legen Sie zwei der Veilchen und Pfefferkörner unter Ihr Kopfkissen, zwei unter das Kopfkissen Ihres Partners und je eins zwischen sich (oder Sie legen es auf die Hälfte des Weges zueinander, wenn Sie nicht zusammenleben). Sagen Sie:

„Bei den Veilchen so blau, auf die Lieb ich vertrau! Wenn rot der Pfeffer uns lacht, ist das Bett für uns schon gemacht."

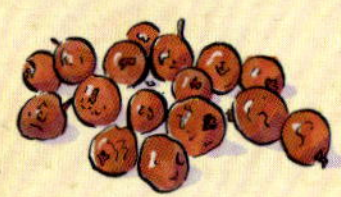

Zauber, um nach schwierigen Zeiten Liebe und Lust neu zu wecken

JASMINZAUBER: UM WIEDER MIT EINEM LIEBHABER ZUSAMMENZUKOMMEN

ZUTATEN

- ☆ 2 weisse Kerzen
- ☆ Jasminöl
- ☆ 1 blaue Kerze

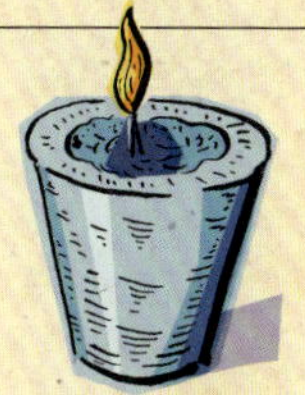

ZAUBER
Ritzen Sie Ihren Namen in eine der weißen Kerzen und den Namen der Person, mit der Sie wieder zusammenkommen möchten, in die andere Kerze. Reiben Sie die blaue Kerze mit Jasminöl ein. Zünden Sie die beiden weißen Kerzen an, halten Sie sie nah beieinander, so dass sich die Flammen zu einer vereinen. Mit dieser Flamme entzünden Sie die blaue Kerze und sagen:

„Feindschaft vergeh', Vertrautheit entsteh'!
Wenn dort noch Liebe sei, so komme sie herbei."

THYMIAN-MUSKATNUSS-ZAUBER ZUR BELEBUNG DER ROMANTIK

ZUTATEN

- ☆ 1 roter Apfel
- ☆ 2 Kirschen
- ☆ 3 Zweige Thymian
- ☆ 4 Prisen Muskatnuss
- ☆ 5 Tropfen Rosenöl

ZAUBER
Schneiden Sie den Apfel in zwei Hälften und schneiden Sie die Mitte vorsichtig heraus, so dass Sie zwei kleine Schälchen haben. Verteilen Sie die Zutaten auf die beiden Hälften und rühren Sie das Ganze mit Ihrem linken Zeigefinger um. Dabei sagen Sie:

„Diesen Zauber, [Name des Partners] *rühre ich.*
Romantik wieder findet sich.
Diese Liebe rühre ich,
der Götter Segen findet sich."

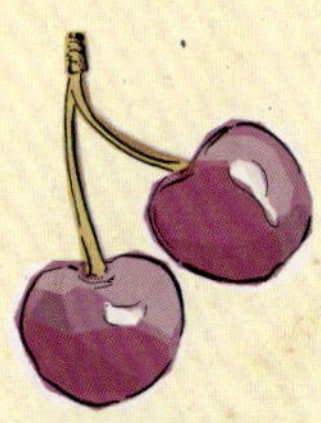

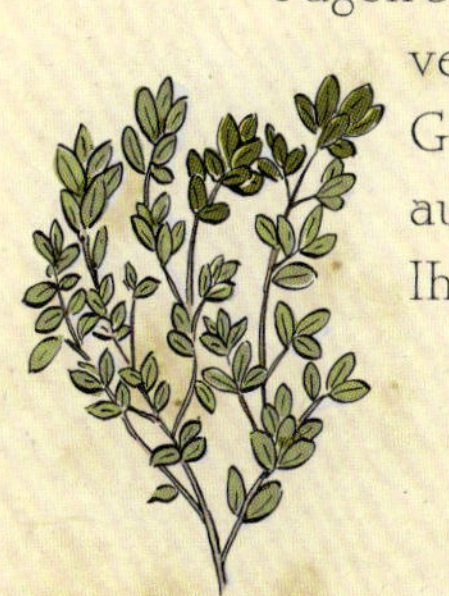

Fügen Sie die beiden Apfelhälften wieder zusammen und vergraben Sie das Ganze in Ihrer Nähe, möglichst in Ihrem Garten. So wie die Apfelstücke von Mutter Natur wieder aufgenommen werden, so wird sich die Liebe zwischen Ihnen und Ihrem Partner wieder erneuern.

Zauber für Fruchtbarkeit und Sex

PETERSILIE-MANDEL-ZAUBER FÜR EMPFÄNGNIS

ZUTATEN

- ☆ Petersilie
- ☆ Mandelöl

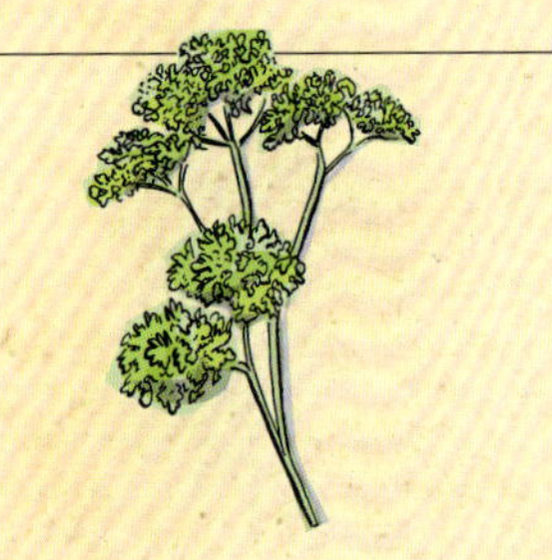

ZAUBER

Hacken Sie die Petersilie in kleine Stücke und mischen Sie diese mit dem Mandelöl. Der Mann reibt damit den Bauch der Frau im Uhrzeigersinn ein, während beide singen:

„Rosa fürs Mädchen, blau für den Jungen,
das Kleine wird viel Freude uns bringen.
In diesem Bauch soll ein Baby wachsen,
wir sind bereit, wir sind erwachsen.
Heute Nacht wird die Empfängnis sein,
wie wir es wünschen, so soll es sein."

ALRAUNE-ZIMT-ZAUBER FÜR FRUCHTBARKEIT

ZUTATEN

- ☆ Alraunewurzel
- ☆ Zimtstange
- ☆ Möhre
- ☆ Grüne Wolle

ZAUBER

Binden Sie die Alraunewurzel, die Zimtstange und die Möhre mit der grünen Wolle zusammen. Wickeln Sie den Wollfaden neunmal um die drei Dinge und sagen Sie jedes Mal:

Göttin der Fruchtbarkeit, mach mich empfangsbereit."

Lassen Sie das Bündel unter dem Bett liegen (oder wo Sie gewöhnlich Sex haben), und werfen Sie es weg, wenn Sie schwanger geworden sind. Wenn die Möhre vorher faul wird, erneuern Sie den Zauber.

FENCHELZAUBER FÜR EINE LEICHTE SCHWANGERSCHAFT

ZUTATEN

- ☆ Eierschale
- ☆ Fenchelzweig
- ☆ Blaues Band

ZAUBER

Blasen Sie ein Ei vorsichtig aus, so dass Sie eine intakte Eierschale mit einem kleinen Loch haben. Stecken Sie den kleinen Fenchelzweig in das Loch der Eierschale und beten Sie zur Muttergottheit (Brigit oder Cybele) für eine schnelle Empfängnis, eine einfache Schwangerschaft und eine leichte Geburt. Binden Sie das blaue Band vorsichtig um das Ei und stellen Sie das umbundene Ei im nördlichen Teil Ihres Heims auf.

ZAUBER FÜR MEHR SPASS IM BETT

ZUTATEN

- ☆ Chili
- ☆ Zimt
- ☆ Honig

ZAUBER

Mischen Sie die drei Zutaten miteinander und sagen Sie:

*„Manneskraft und Liebesspiel
kommt zu uns, wir wollen sie."*

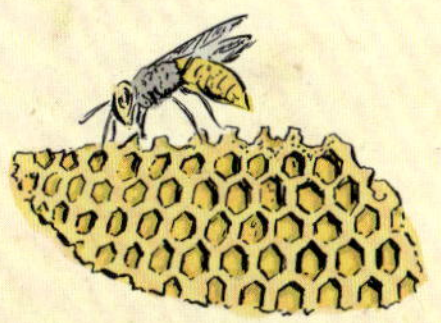

Essen Sie ein bisschen von der Mischung, füttern Sie Ihrem Liebsten ein Häppchen, und streichen Sie etwas davon auf Ihren Rücken, bevor Sie Sex haben.

CHILI-PETERSILIEN-ZAUBER FÜR INTIMITÄT

ZUTATEN

- ☆ 1 Blatt rotes Papier
- ☆ Klebestift
- ☆ Chili
- ☆ Petersilie
- ☆ Rote Pfefferkörner

ZAUBER

Zeichnen Sie mit dem Klebestift die Form eines Mannes auf das rote Papier. Streuen Sie dann Chili darüber. Dann malen Sie mit dem Kleber eine weibliche Form über die männliche und streuen Petersilie darüber. Kleben Sie die Pfefferkörner in Herzform drumherum auf. Heben Sie das magische Kunstwerk in Ihrem Schlafzimmer auf, damit Ihre Partnerschaft treu und leidenschaftlich bleibt.

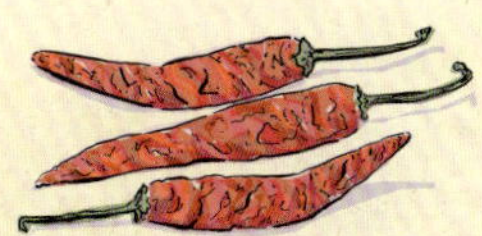

Freundschaft und Beziehungen

Freundschafts- und Liebeszauber ähneln einander. Oft beginnt die Liebe ja auch als Freundschaft und viele Paare betrachten ihre Beziehung als eine Freundschaft mit zusätzlicher Dimension. Man kann an sich einen Liebeszauber in einen Freundschaftszauber umwandeln – und umgekehrt –, indem Sie einfach eine andersfarbige Kerze oder andere Kräuter wählen. Wie auch beim Liebeszauber wäre es Schwarze Magie, würden Sie den anderen dazu zwingen, mit Ihnen befreundet zu sein. Und kein Zauber der Welt macht Sie zum Mittelpunkt einer Schickimicki-Gesellschaft, wenn die anderen Sie einfach nicht leiden können oder Sie nicht dazupassen. Aber ein Freundschaftszauber sorgt dafür, dass die anderen wenigstens darüber nachdenken, ob Sie nicht ein guter Freund wären – den Rest müssen Sie selbst besorgen. Auch wenn Sie wegen eines Streits kurzfristig aus der Clique ausgeschlossen wurden, kann ein Freundschaftszauber Ihnen in die Gruppe zurück helfen.

Bevor Sie einen Freundschafts- oder Beziehungszauber wirken, denken Sie an sich und die andere Person und sehen Sie die Situation einmal aus deren Blickwinkel, vor allem, wenn es einen Streit gegeben hat. Ein Zauber für eine friedvolle Beziehung mit den Schwiegereltern macht keinen Sinn, wenn Sie selbst bei jeder Begegnung mürrisch sind.

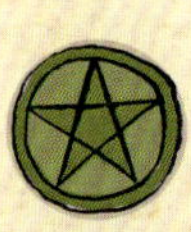
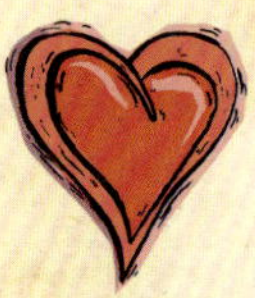

„Freunde, Bücher, ein Garten und vielleicht ein Stift,
angenehmes Tun, zu Hause genossen.
Und die Natur, in ihrer kultivierten Form,
zurechtgestutzt nach seinem Geschmack, lockt ihn nach draußen –
kann, wer das besitzt, etwas anderes wünschen?“

William Cowper (1731–1800)

BALDRIAN-LAVENDEL-ZAUBER FÜR MEHR FREUNDE

ZUTATEN

- Bienenwachskerze oder gelbe Kerze
- Kleine Baldrianblätter
- Lavendelblüten

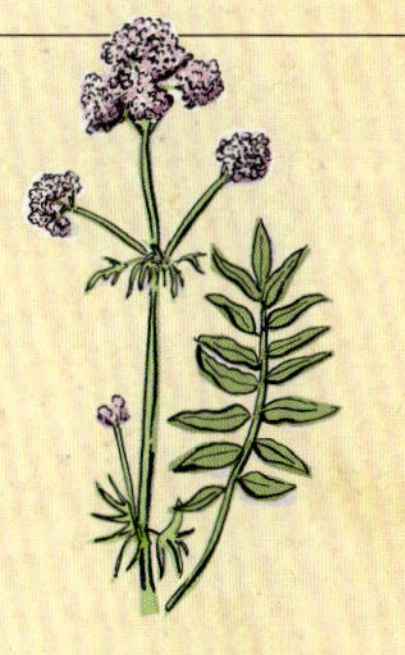

ZAUBER

Idealerweise stellen Sie die Bienenwachskerze selbst her und fügen dem Wachs direkt ein paar Baldrianblätter und Lavendelblüten bei. Wenn das nicht möglich ist, dann nehmen Sie eine gelbe Kerze oder eine fertige Bienenwachskerze und etwas farblosen Wachs. Machen Sie vorsichtig ein kleines Loch in die Kerze, legen Sie ein Baldrianblättchen hinein, verschließen Sie das Loch wieder mit dem Wachsdeckel und versiegeln Sie das Ganze mit dem farblosen Wachs. Gehen Sie gleichermaßen mit den Lavendelblüten vor, und zwar so lange, bis Sie meinen, genügend Lavendel und Baldrian eingearbeitet zu haben. Die Menge hängt natürlich auch von der Kerze ab. Übertreiben Sie es aber nicht, sonst brennt die Kerze anschließend nicht mehr so gut. Lassen Sie die Kerze jeden Tag ein paar Minuten lang brennen, während Sie zu den Göttern beten, die Sie mögen oder die mit Freundschaft und Beziehungen assoziiert werden, beispielsweise Artemis, Juno und Ganesha, damit die Ihnen neue oder mehr nette Freundschaften bringen.

ZAUBER FÜR NEUE FREUNDSCHAFTEN

ZUTATEN

- Lavendelzweig
- Gelbe Kerze

ZAUBER

Drücken Sie den Lavendelzweig sanft von oben in gut ein Viertel der gelben Kerze. Zünden Sie die Kerze an und singen Sie folgende Zeilen, bis genügend Wachs geschmolzen ist und der Zweig abfällt. Das ist der Moment, in dem der Zauber wirkt.

„Ich beginn ein neues Leben,
keinen Ärger soll's drin geben.
Neue Freunde finden sich
nicht zu viel, doch genug für mich."

Dann pusten Sie die Kerze wieder aus.

KARDAMOMZAUBER, UM AUS EINEM GEGNER EINEN FREUND ZU MACHEN

ZUTATEN

- Ein Foto der Person, die Sie gern zum Freund hätten, oder ein Stück Papier, das der andere berührt hat, und auf dem der Name der Person steht, die Sie nicht mag.
- Kardamomsamen

ZAUBER

Genau nach Vollmond nehmen Sie das Foto und reiben mit Kardamomsamen darüber. Dabei singen Sie:

„Du magst mich nicht,
das will ich nicht.
Ist dieser Spruch zu Ende
gibt's bei uns die Wende."

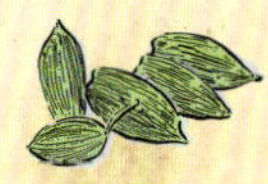

Tun Sie dies einen Mondzyklus lang jeden Tag, und beim nächsten Vollmond ist der Zauber vollständig.

NELKENZAUBER, UM FREUNDSCHAFT ZU ERNEUERN

ZUTATEN

- Ganze Nelke
- Foto von Ihnen und Ihrem Freund

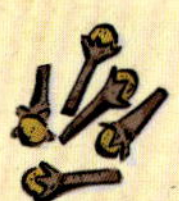

ZAUBER

Wenn Sie sich mit einem Freund gestritten haben oder wenn Sie das Gefühl haben, dass sich jemand von Ihnen abwendet, dann erneuern Sie mit dem folgenden Zauber Ihre Freundschaft. Legen Sie die ganze Nelke auf das Foto und sagen Sie:

„Lass diese Nelke den Ärger vertreiben,
damit auf immer wir Freunde bleiben."

Dann entfernen Sie die Nelke, brechen sie entzwei und werfen die Stücke in die Luft:

„Wie diese Nelke ist gebrochen und verstreut
so beginnen wir unsere Freundschaft erneut."

KARDAMOMZAUBER, DAMIT EIN FREUND SICH MELDET

ZUTATEN

- ☆ Kardamomsamen
- ☆ Foto des Freundes
- ☆ Telefon

ZAUBER

Damit ein Freund sich bei Ihnen meldet, reiben Sie mit Kardamomsamen über ein Foto von ihm oder über etwas, das er Ihnen gegeben hat. Dann reiben Sie die Samen über das Telefon, kauen und schlucken die Samen, während Sie sich vorstellen, wie Ihr Freund Sie anruft.

ZITRONENMELISSE-LAVENDEL-ZAUBER, UM DEN FRIEDEN ZU WAHREN

ZUTATEN

- ☆ Zitronenmelisse
- ☆ Lavendel
- ☆ Honig
- ☆ Weisser Behälter, z. B. kleine Porzellanschüssel oder weisses Fläschchen

ZAUBER

Fügen Sie alle drei Zutaten in die Schüssel. Lassen Sie sie geöffnet dort stehen, wo die Familie zusammentrifft, oder bei der Arbeit im Besprechungszimmer. So bleiben alle friedlich und freundlich. Entfernen Sie die Schüssel, wenn die Mischung staubig oder schmutzig wird.

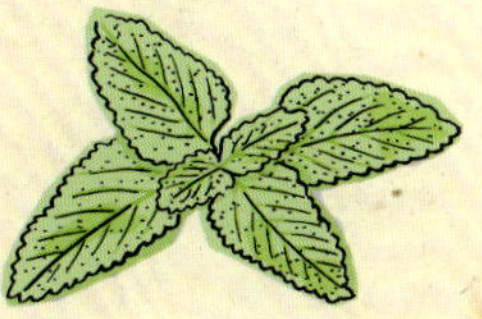

Zauber für Arbeit und Zuhause

Bleiben Sie realistisch, wenn es darum geht, durch das Zaubern ein neues Haus zu finden, das alte zu verkaufen, eine gut bezahlte Arbeit zu erhalten oder eine Gehaltserhöhung zu bekommen. Es macht keinen Sinn, einen Zauber zu wirken, der Ihnen helfen soll, ein Haus mit sieben Zimmern, fünf Bädern und noch einem Ponystall zu finden, wenn Sie zurzeit in einer kleinen Mietwohnung leben und keinerlei Ersparnisse besitzen. Wenn Sie, dessen ungeachtet, solch einen Zauber sprechen, dann werden Sie vielleicht so ein Wunschhaus angeboten bekommen, aber der Preis wird viel zu hoch sein. Und wenn Sie es sich leisten können, befindet es sich leider am anderen Ende der Welt.

Das Gleiche gilt für jeden Zauber, der Ihre Arbeit betrifft und Ihnen beispielsweise dabei helfen soll, Ihren Traumjob zu finden. Aber es gibt einen kleinen Unterschied: Ein scheinbar unerreichbares Ziel können Sie erreichen, wenn Sie alles dafür tun und die Angelegenheit langfristig betrachten. Wenn Sie ein ungelernter Arbeiter ohne Schulabschluss wären und Ihr Traumjob Professor für Theoretische Physik ist – hilft Ihnen dann ein Zauber weiter? Nein, der Zauber an sich nicht, aber er kann Sie dabei unterstützen, mit viel Selbstvertrauen wieder zur Schule zu gehen, mit eisernem Willen viele Jahre lang hart zu arbeiten und dem Ziel immer näher zu kommen.

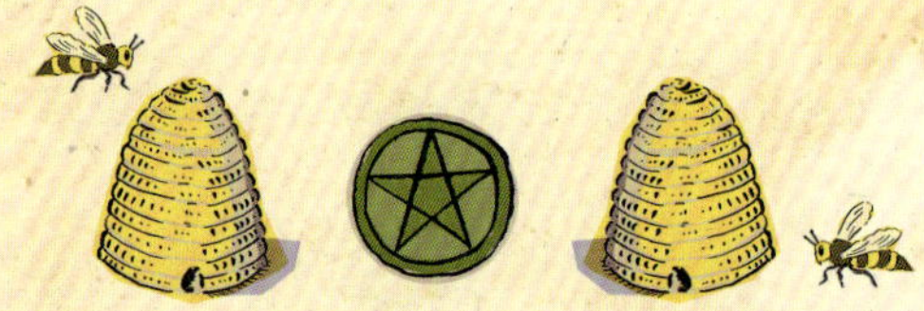

„In der kleinen Biene, welch feine Kraft,
die aus der Kräuter Gift, heilende Frische macht."
Alexander Pope (1688–1744)

Zauber, ein neues Heim zu finden

KRÄUTER-KRISTALL-ZAUBER BEI VOLLMOND FÜR EIN PERFEKTES HEIM

ZUTATEN

- Blüte von rotem Klee
- Bergkristall
- Lorbeerblatt
- Weisses Garn

ZAUBER

Bei Vollmond legen Sie die Kleeblüte auf den Kristall und wickeln beides in das Lorbeerblatt ein. Schnüren Sie das Päckchen mit dem weißen Garn zu und singen Sie:

„Göttin des Mondes, komm heraus,
finde für mich ein neues Haus.
Die Zimmer sehen gemütlich aus,
Glück und Liebe entstehen daraus."

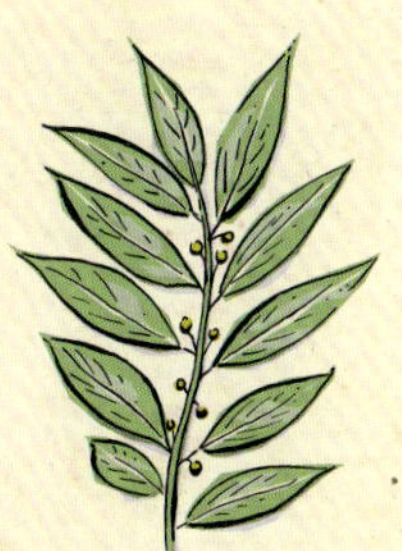

Tragen Sie das Päckchen bei sich, wenn Sie mit einem Makler sprechen oder Häuser besichtigen.

ZITRONELLA-ZAUBER, UM DAS BESTE HEIM ZU FINDEN

ZUTATEN

- Die Exposees der Häuser, zwischen denen Sie sich entscheiden wollen
- 1 Zitronellablatt pro aufgelistetes Haus

ZAUBER

Legen Sie die Exposees der Häuser auf Ihren Altar oder auf einen Tisch, wo sie mehrere Tage lang ungestört liegen bleiben können. Legen Sie ein Zitronellablatt (je frischer desto besser) auf jede Beschreibung und sagen Sie:

„Zitronella zeige mir:
Dieses oder jenes hier?
Wo sollen wir wohnen?
Wo wird der Kauf sich lohnen?"

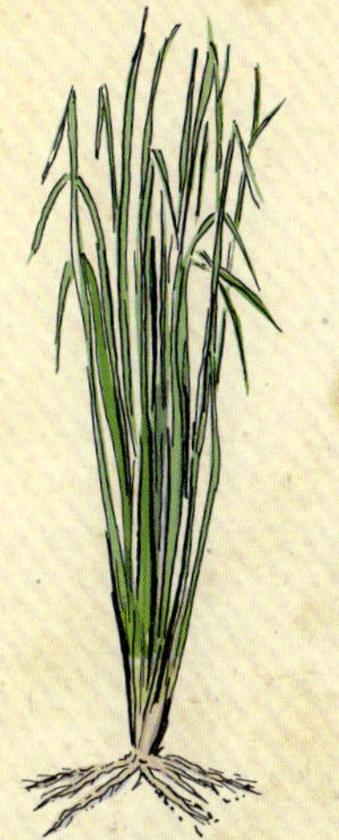

Wiederholen Sie ein paar Tage lang diesen Reim täglich zwei, drei Mal zu verschiedenen Tageszeiten. Schauen Sie sich dabei genau die Zitronellablätter an: Wenn welche faul oder vertrocknet aussehen, dann streichen Sie die darunter liegenden Häuserbeschreibungen aus Ihren Überlegungen. Die Häuser, bei denen die Zitronella ein oder zwei Details verschwinden lässt, sollten Ihre Top-Favoriten sein.

Zauber, um ein Haus zu verkaufen

KRÄUTERWASSER-ZAUBER, UM EIN HAUS ZU VERKAUFEN

ZUTATEN

- 3 zerstossene Lorbeerblätter
- 5 Basilikumblätter
- Zimtstange
- Handvoll roten Klee, nur die grünen Teile
- Prise Muskat

ZAUBER

Fügen Sie alles zusammen in einen Topf und bedecken Sie es mit Wasser. Bringen Sie die Mischung zum Kochen und lassen Sie sie leicht köcheln. Der dabei entstehende Dampf soll durch das zum Verkauf stehende Haus ziehen. Lassen Sie es so lange kochen, bis die Flüssigkeit zur Hälfte verkocht ist. Füllen Sie dann alles in eine Flasche oder in einen Krug und waschen Sie damit die Fensterrahmen, Türrahmen und Zaunpfähle ab, bevor potenzielle Käufer Ihr Haus besichtigen.

ZIMTZAUBER, UM KÄUFER WILLKOMMEN ZU HEISSEN

ZUTATEN

- Zimträucherwerk
- Grüne Farbe

ZAUBER

Wenn Sie Ihr Haus verkaufen wollen, dann mischen Sie etwas Zimt in einen Eimer grüner Farbe und streichen damit Ihre Haustür. Wenn Sie die Haustüre nicht grün anstreichen können, dann verteilen Sie etwas Zimt auf einer grünen Fußmatte.

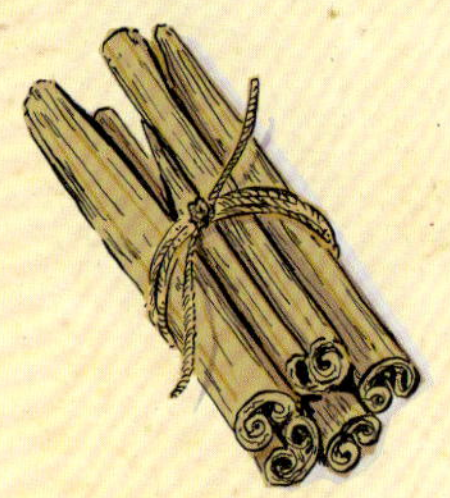

Zauber, um Arbeit zu finden

KRÄUTERPENTAGRAMM-ZAUBER, UM EINEN TOLLEN JOB ZU FINDEN

ZUTATEN

- ☆ Grünes Papier
- ☆ Goldener Marker-Stift
- ☆ Handvoll Irisch Moos
- ☆ 5 Kreuzdornblätter

ZAUBER

Schneiden Sie das grüne Papier in Form eines Pentagramms. Auf jede der fünf Zacken schreiben Sie mit dem goldenen Marker eine Sache, die Ihr neuer Job mit sich bringen sollte (etwa eigenes Büro, nah am Wohnort, mehr Kreativität, netter Chef, ethisch vertretbare Branche). Das Irisch Moos streuen Sie in die Mitte des Pentagramms, und je ein Kreuzdornblatt legen Sie auf jede der fünf Zacken. Stellen Sie sich Ihr Pentagramm vor, wenn Sie am Empfang auf Ihr Vorstellungsgespräch warten und bevor Sie die Stellenanzeigen in der Zeitung studieren.

ESTRAGON-THYMIAN-ZAUBER MIT VISITENKARTE

ZUTATEN

- ☆ Weisse Kerze
- ☆ Kleines Stück weisse Pappe/festes Papier
- ☆ Schwarzer Stift
- ☆ Estragonzweig
- ☆ Thymianzweig

ZAUBER

Zünden Sie die weiße Kerze an. Schneiden Sie die weiße Pappe in Visitenkartengröße zurecht, dann gestalten Sie die Visitenkarte so, dass sie so aussieht, als hätten Sie Ihren Traumjob. (Das können Sie auch mithilfe von Computer und Drucker machen.) Reiben Sie mit den Estragon- und Thymianzweigen über die Karte und denken Sie dabei an die kleinen Schritte, mit denen Sie Ihrem neuen Job näher kommen wollen (Stellenanzeigen lesen, Weiterbildung, Netzwerken etc.). Führen Sie die Kräuterzweige langsam durch die Flamme, bis sie zerfallen. Der Rauch soll sich dabei um die Visitenkarte herum verteilen. Blicken Sie dem Rauch nach, während Sie zu Ihren Lieblingsgottheiten beten, damit diese Ihnen zu Ihrem idealen Job verhelfen.

Zauber für Schutz und Gerechtigkeit

Bei einem Gerechtigkeits- und Schutzzauber sollten Sie bedenken, dass der Zauber vielleicht funktioniert, Sie es aber nicht erfahren werden. Wenn ein Schutzzauber zum Beispiel hilft und Sie auf Ihrem Heimweg nicht überfallen und ausgeraubt werden, dann kann man nicht sagen, ob das aufgrund des Zaubers nicht geschah oder weil Sie noch andere Vorkehrungen getroffen haben – oder ob es einfach pures Glück war. Bei einem Gerechtigkeitszauber vor Gericht mag das Urteil des Richters nur zur Hälfte zu Ihren Gunsten sein, und wenn Sie Gerechtigkeit bei einer unangenehmen Auseinandersetzung auf der Arbeit bekommen wollen, dann mag es zunächst so aussehen, als würde nichts geschehen, aber vielleicht wurde der Kollege, mit dem Sie Ärger hatten, schon unter vier Augen vom Chef gerügt.

Die meisten Gerechtigkeitszauber, die ich hier aufgeschrieben habe, sollen vor Gericht helfen, aber das bedeutet nicht, dass man sie nicht auch bei anderen Gelegenheiten einsetzen kann, denn manchmal wird ein Fall gar nicht vor Gericht gebracht oder es handelt sich gar nicht um eine juristische Angelegenheit – beispielsweise eine unfaire Behandlung im Job oder Mobbing in der Schule. Die Zauber dieses Kapitels können auch in solchen Situationen genutzt werden, wenn Sie die Sprüche bei Bedarf ein wenig abändern.

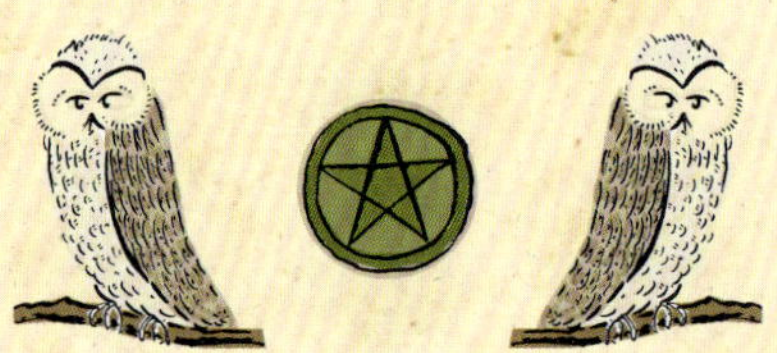

„Wenn ein Weg besser ist als der andere, sei gewiss, es ist der Weg der Natur."
Aristoteles zugeschrieben

Gerechtigkeitszauber

AUGENTROST-ZAUBER, DAMIT GERECHTIGKEIT WALTEN WIRD

ZUTATEN

- ☆ Schwarze Kerze
- ☆ Augentrost

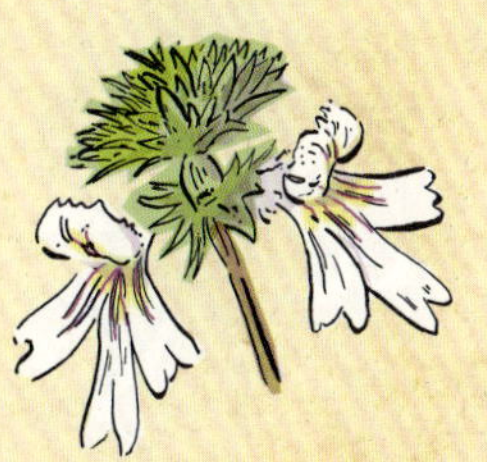

ZAUBER

Zünden Sie die schwarze Kerze auf Ihrem Altar an, und stellen Sie sich den schlechten Menschen vor, der seine gerechte Strafe bekommt, oder wie der Fall vor Gericht gelöst wird. Streuen Sie Augentrost in rechteckiger Form gegen den Uhrzeigersinn um die Kerze und singen Sie:

„Gott und Vater, Schutzgott mein,
ich bitte um Gerechtigkeit an deinem Schrein,
Wird der Richter es klar sehen,
mag Gerechtigkeit entstehen.
Ist die Linie gezogen,
werd' nicht länger ich betrogen."

Der Zauber beginnt sofort zu wirken und endet erst, wenn die Situation bereinigt ist.

DILL-REIS-ZAUBER FÜR MITSPRACHERECHT VOR GERICHT

ZUTATEN

- ☆ Orangefarbener Stift
- ☆ Weisses Papier
- ☆ Orange Paprikaschote
- ☆ Dill
- ☆ Reis
- ☆ Blaue Kerze

ZAUBER

Mit dem orangefarbenen Stift schreiben Sie die Namen der Personen, die mit der Sache vor Gericht in Verbindung stehen, auf einzelne Zettel. Halbieren Sie die Paprikaschote und entfernen Sie die Kerne. Legen Sie dann die Zettelchen in die Paprika hinein, und zwar zuerst die Person, die sich in dem Fall am korrektesten verhält (wenn es jemanden gibt, der korrekter ist als die anderen). Bestreuen Sie jedes Papier mit Dill. Dann füllen Sie die Paprika mit Reis (als Symbol dafür, dass jeder vor Gericht ein Mitspracherecht bekommt). Zünden Sie die blaue Kerze an, und versiegeln Sie mit dem Wachs die Paprika. Vergraben Sie sie außerhalb Ihres Grundstücks. Sie können diesen Zauber zwar zu jeder Zeit, die Sie vor Gericht stehen, durchführen, aber am besten tun Sie es so früh wie möglich, damit Mutter Erde Zeit hat, den Zauber zu wirken, während die Paprika verrottet.

KLEE-BALDRIAN-ZAUBER GEGEN SCHLECHTES BENEHMEN

ZUTATEN

- Schwarze Kerze
- Nelken
- Weisse Kerze
- Baldrian (wenn möglich Blüten, ansonsten Blätter)

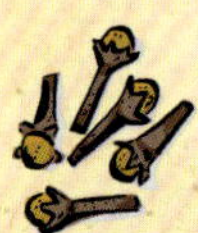

ZAUBER

Direkt nach Vollmond ritzen Sie den Namen der Person, die Ihnen Ärger bereitet (laute Nachbarn, schwieriger Chef etc.) in die schwarze Kerze. Legen Sie die Nelken gegen den Uhrzeigersinn in einem Kreis um die Kerze. Die Kerze sollte irgendwo stehen, wo sie nicht im Weg ist, zum Beispiel auf der Fensterbank. Oder Sie stellen Kerze und Nelken auf ein Tablett, das Sie während des Tages in den Schrank stellen können.) Zünden Sie die Kerze jeden Tag ein paar Minuten lang an, und stellen Sie sich vor, wie das schlechte Benehmen des anderen langsam immer weniger wird. Bei Neumond ersetzen Sie die schwarze Kerze durch die weiße, wieder mit dem Namen der betroffenen Person versehen. Dieses Mal machen Sie mit Baldrian einen Kreis im Uhrzeigsinn um die Kerze. Zünden Sie die weiße Kerze jeden Tag an, bis Vollmond ist. Denken Sie dabei daran, wie die Beziehung, die Sie beide zueinander haben, immer freundlicher und gesitteter wird. Wenn nötig können Sie diesen Zauber über mehrere Monate hinweg durchführen, obwohl Sie schon nach einem Monat Besserung erkennen sollten.

SCHUTZZAUBER

KNOBLAUCH-LAVENDEL-ZAUBER, UM NEGATIVES ABZUWEHREN

ZUTATEN

- Wilder Knoblauch
- Lavendel
- Draht oder blaue Schnur

ZAUBER

Wenn Sie Besuch erwarten, der Ihnen gegenüber negativ eingestellt sein könnte (Schwiegereltern, die Sie nicht mögen; der Vermieter, ein eifersüchtiger Freund), dann formen Sie aus dem Knoblauch und dem Lavendel einen Zopf (den Sie mit dem Draht oder der blauen Schnur zusammenhalten), und hängen Sie ihn in Ihre Küche, um das Negative abzuwehren. Wenn Sie keinen wilden Knoblauch zur Hand haben, dann können Sie auch fertige Knoblauchzöpfe im Gemüseladen kaufen.

ALRAUNE-ROSMARIN-ZAUBER ZUM SCHUTZ DER REISENDEN

ZUTATEN

- Alraunewurzel
- Ätherisches Rosmarinöl
- Salz

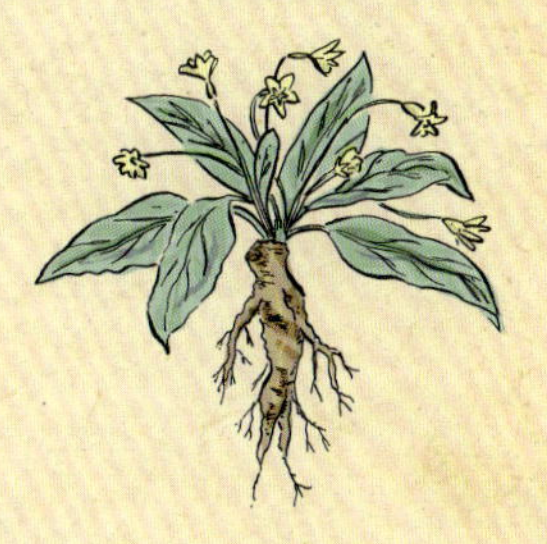

ZAUBER

Reiben Sie die Alraunewurzel mit dem Rosmarinöl ein und bestreuen Sie sie mit Salz. Halten Sie sie hoch in die Sonne und sagen Sie:

„Den Sonnengott ruf ich um Hilfe an,
bitte beschütze meinen Mann.
Allen Gefahren er einfach entrinnt,
und mich bald wieder in die Arme nimmt."

Packen Sie die Alraunewurzel in ein Stückchen Stoff, das demjenigen gehört, den der Zauber beschützen soll. Lassen Sie es dann irgendwo ungestört liegen. Wenn der andere unbeschadet von seiner Reise zurückgekehrt ist, begraben Sie die Wurzel in der Erde. Dieser Zauber war ursprünglich dafür gedacht, Soldaten während des Hundertjährigen Krieges zu beschützen, kann aber jeden schützen, der auf Reisen ist.

KRÄUTER-HEXENFLASCHE FÜR GESUNDHEIT

ZUTATEN

- Blaue Kerze
- Durchsichtige Glasflasche
- Rosmarinzweig
- Kreuzkümmel
- Eukalyptus- oder Mutterkrautblätter
- Essig

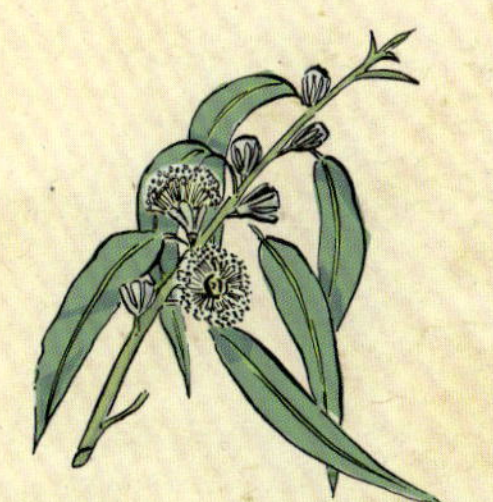

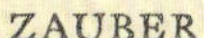

ZAUBER

Zünden Sie die blaue Kerze an. Füllen Sie die Flasche mit dem Rosmarin, dem Kreuzkümmel und den Eukalyptus- oder Mutterkrautblättern. Währenddessen singen Sie:

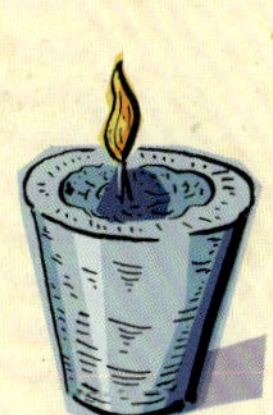

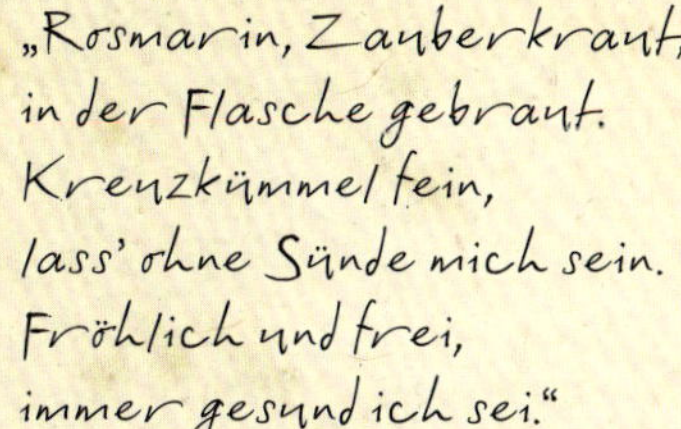

„Rosmarin, Zauberkraut,
in der Flasche gebraut.
Kreuzkümmel fein,
lass' ohne Sünde mich sein.
Fröhlich und frei,
immer gesund ich sei."

Füllen Sie die Flasche mit Essig und versiegeln Sie sie mit dem Wachs der blauen Kerze. Stellen Sie das Ganze in der Nähe der Eingangstür Ihres Hauses auf.

Salbei-Zauber für Zufriedenheit und Schutz

Zutaten

- 5 Salbeizweige
- Schwarzes Garn
- Braunes Garn

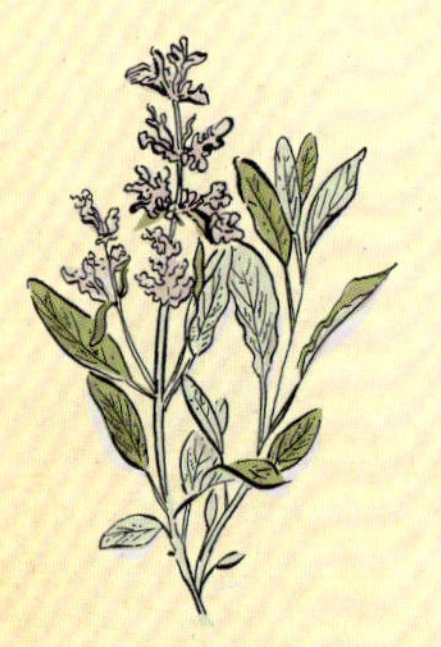

Zauber

Legen Sie die Salbeizweige zusammen, dann binden Sie das braune und schwarze Garn drum herum, immer abwechselnd, wie eine Spirale. Am Ende schaut nur noch oben etwas Salbei heraus. Das Resultat sieht ein bisschen wie ein dünner Zauberstab aus. Halten Sie es in der rechten Hand (oder links, wenn Sie Linkshänder sind) und gehen Sie im Uhrzeigersinn durch Ihr Heim:

„Beglücke dieses Heim,
auf dass Frohsinn ziehe ein.
Ich erbitte Schutz und Geborgenheit
bis in alle Ewigkeit."

Hängen Sie das Salbeibündel kopfüber an einen trockenen Ort, bis es völlig trocken ist. Dann zünden Sie es an und wiederholen das Ritual, so dass sich jeder Raum und jede Spalte des Hauses mit Rauch füllen. Wenn Sie fertig sind, löschen Sie die Flamme wieder und lagern das Kräutergebinde an einem sicheren Platz, damit Sie den Zauber bei Bedarf wiederholen können.

Senf-Brennnessel-Zauber zum Schutz des Heims

Zutaten

- Senfkörner
- Brennnessel (je brennender desto besser)
- Rosendornen
- Kleine Blechdose (Sie können eine gereinigte kleine Konservendose nehmen)

Zauber

Fügen Sie alle Zutaten in die Dose und sagen Sie:

„Gib uns Schutz in diesem Haus,
lasse keine Zimmer aus.
Senf- und Nesselsaat,
beginne deine gute Tat."

Stellen Sie die Dose dann in die Mitte Ihres Hauses an einen dunklen Ort (unter einer Bodendiele oder hinten im Schrank). Lassen Sie sie dort stehen, solange Sie in diesem Haus wohnen.

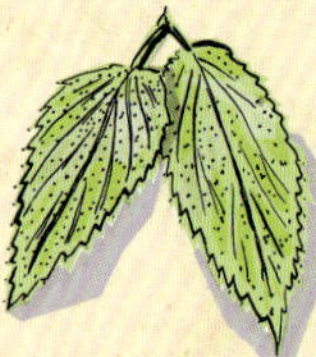

Gesundheits- und Glückszauber

Die Gesundheitszauber, die ich aufgeschrieben habe, können Sie für sich selber machen, aber natürlich auch mit kleinen Änderungen der Zaubersprüche so anpassen, dass sie für Freunde und Familie gleichermaßen geeignet sind. Einen Gesundheitszauber kann man sogar für jemanden wirken, den man gar nicht persönlich kennt. Coven haben in der Regel auch Heilkreise (ähnlich den christlichen Gebetskreisen), in denen die Hohepriesterin befreundete Coven um Heilung für eines ihrer Mitglieder bitten kann.

Man sollte keinen Zauber für jemanden wirken, ohne dass die Person darüber Bescheid weiß. Denn auch dabei würde man den freien Willen des anderen ignorieren - und schon sind wir wieder bei der Schwarzen Magie. Auch wenn es sich nur um einen ganz simplen Gesundheitszauber handelt, der in Ihren Augen niemandem schaden kann, sollten Sie immer die erkrankte Person um Erlaubnis fragen, denn vielleicht fühlt diese sich nicht wohl bei dem Gedanken, dass Magie im Spiel ist - sei es aus religiösen oder weltanschaulichen Gründen. Es mag auch sein, dass derjenige mit seiner Erkrankung gut klarkommt und will, dass die Dinge einfach ihren Lauf nehmen. Ein Glückszauber, der sich auf ein spezielles Ereignis richtet, wie das Bestehen einer Prüfung, reicht allein nicht aus. Es ist wichtig, dass Sie selbst alles dafür tun, dass das gewünschte Ergebnis auch eintritt. Nicht nur zaubern und sich dann gemütlich zurücklehnen, sondern aufraffen und lernen, lautet dann die Devise!

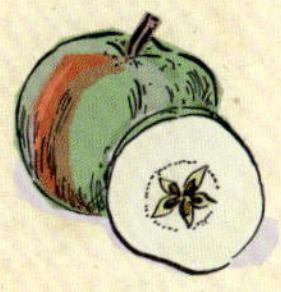 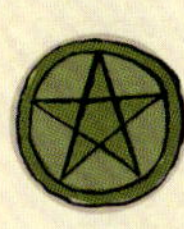 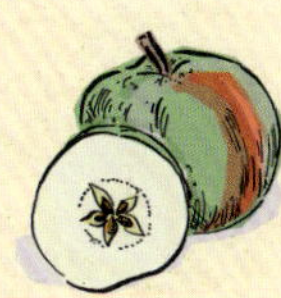

„Warum sollte ein Mann sterben,
wenn Salbei im Garten wächst?
Kräuter bringen Gesundheit und Frieden."
Altes chinesisches Sprichwort

Gesundheitszauber

OREGANO-PIMENT-BAD FÜR HEILUNG

ZUTATEN

- Oregano
- Piment
- Blaues Käseleinen

ZAUBER

Legen Sie Oregano und Piment in die Mitte des Käseleinens. Binden Sie die vier Ecken des Tuchs zusammen, so dass ein kleines Säckchen entsteht. Lassen Sie ein warmes Bad ein und legen Sie das Säckchen ins Badewasser. Wenn Sie dann ins Wasser steigen, stellen Sie sich vor, wie Sie selbst von einer blauen Blase der Heilung umgeben wären. Sind Sie fertig mit dem Bad, öffnen Sie das Päckchen und ziehen dann den Stöpsel. Sehen Sie zu, wie die Gewürze und das Wasser durch den Abfluss hinab gezogen werden – stellen Sie sich vor, wie auch die Krankheiten, Schmerzen und Beschwerden so Ihren Körper verlassen.

KAMILLEN-ZAUBER ZUM ABNEHMEN

ZUTATEN

- Blauer Stift
- Schmale weisse Kerze
- Getrocknete Kamillenblüten

ZAUBER

Beginnen Sie den Zauber bei abnehmendem Mond. Schreiben Sie Ihr Zielgewicht mit einem blauen Stift auf die weiße Kerze und verstreuen Sie drumherum Kamillenblüten. Vor jeder Hauptmahlzeit zünden Sie die Kerze an, betrachten die Zahl Ihres Zielgewichts und kauen eine Kamillenblüte. Sie können den Zauber verlängern, indem Sie einfach mehr Kamillenblüten hinzufügen.

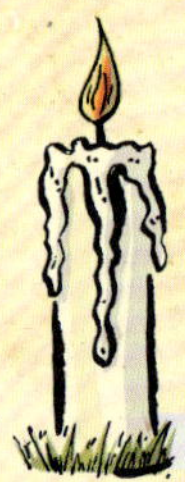

EISENKRAUT-ZITRONENMELISSEN-ZAUBER ZUM SCHUTZ VOR VERLETZUNGEN

ZUTATEN

- ☆ Eisenkraut
- ☆ Zitronenmelisse
- ☆ Türkis

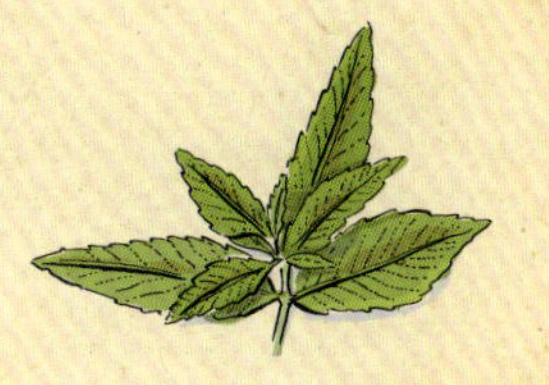

ZAUBER

Machen Sie einen starken Eisenkraut-Zitronenmelisse-Aufguss. Lassen Sie den Türkis in eine Tasse dieses Tees fallen, und rühren Sie vorsichtig gegen den Uhrzeigersinn um, während Sie sagen:

„Knochenbruch und alle Schmerzen
bleibet fern, ich wünsch's von Herzen."

Dann rühren Sie im Uhrzeigersinn und sagen:

„Gesund und munter will ich sein,
darauf schwör' ich Stein und Bein."

Nehmen Sie den Türkis aus der Tasse heraus und verwahren Sie ihn als Ihren Gesundheitstalisman in Ihrer Tasche. Dieser Zauber wirkt besonders gut, wenn Sie eine riskante Sportart betreiben, also direkt vor dem Skifahren oder Tauchen.

Glückszauber und Zauber gegen Negatives

MANDEL-MUSKATNUSS-ZAUBER, UM SORGEN ZU VERTREIBEN

ZUTATEN

- ☆ 3 Teelöffel gemahlene Muskatnuss
- ☆ Mandelöl

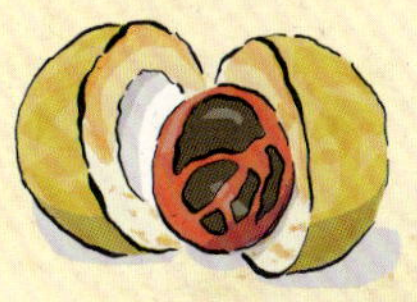

ZAUBER

Lassen Sie sich ein warmes Bad einlaufen. Fügen Sie drei Teelöffel gemahlene Muskatnuss und ein wenig Mandelöl hinzu. Sprechen Sie den folgenden Vers drei Mal und tauchen Sie nach jedem Mal ganz unter Wasser:

„Mein Leben war eine Misere,
alles war von großer Schwere.
Doch das Gute und viel Glück,
finden ihren Weg zurück!"

Ziehen Sie den Wannenstöpsel und während Sie noch in der Wanne sitzen, sehen Sie zu, wie das Wasser im Abfluss verschwindet. Stellen Sie sich vor, wie mit dem Wasser auch alle Ihre Sorgen und Ihr Pech von dannen ziehen.

MUSKATNUSS-ZAUBER, UM DAS PECH ZU VERJAGEN

ZUTATEN

- Stift und Papier
- Alter Schuh
- Feuer
- 3 ganze Muskatnüsse

ZAUBER

Schreiben Sie Ihre Probleme und Ihr Unglück auf ein Stück Papier. Ziehen Sie einen alten Schuh an und treten Sie dreimal auf das Papier. Dann verbrennen Sie den Schuh im Feuer und begraben das Papier, in das Sie die drei Muskatnüsse eingewickelt haben. Wenn das Papier in der Erde verrottet ist, dann sind auch Ihre Probleme gelöst.

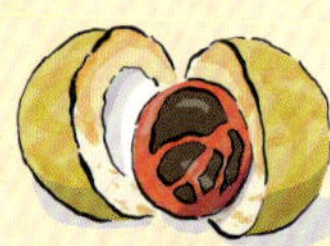

THYMIANZAUBER FÜR PRÜFUNGSERFOLG

ZUTATEN

- Getrockneter Thymian

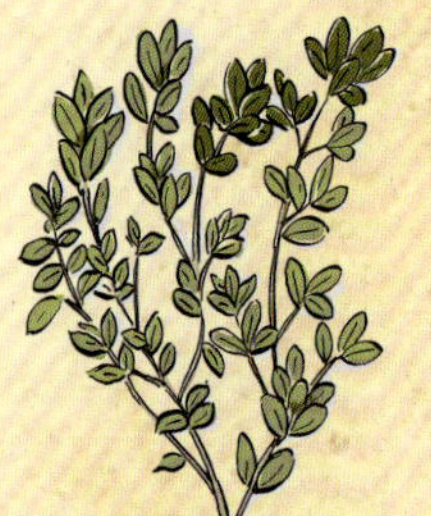

ZAUBER

Bevor Sie für einen Test lernen oder zu einer Prüfung gehen, zünden Sie etwas getrockneten Thymian an. Inhalieren Sie den Rauch und stellen Sie sich vor, wie Sie den Umschlag mit den Prüfungsfragen öffnen oder die Unterlagen vom Prüfer überreicht bekommen und sich dabei sehr glücklich fühlen. Löschen Sie den Thymian, indem Sie ihn unter fliessendes Wasser aus dem Wasserhahn halten, und sagen Sie:

„Wenn es den Göttern heute ist recht,
bestehe ich den Test nicht schlecht.
So wie ich's sag, so soll es sein!"

Zauber für Weisheit, inneren Frieden und Meditation

Die Zauber dieses Kapitels richten sich mehr nach innen – auf spirituelle und geistige Weiterentwicklung, nicht auf äußerliche Ziele wie mehr Geld, Sicherheit oder Ähnliches. Wicca beinhaltet nicht nur „äußerliche“ Magie, sondern ebenso Weiterentwicklung und ein sicheres Wandeln auf dem spirituellen Pfad. Die folgenden Zauber sind mir daher ein besonderes Anliegen.

Ein Weisheitszauber wird sie definitiv nicht nach einmaliger Durchführung zum allwissenden Seher oder zur weisen Alten machen. Dieser Zauber hilft Ihnen jedoch dabei, ruhig zu werden, Situationen aus allen Blickwinkeln zu betrachten und dann die richtige Entscheidung zu treffen, und zwar eine Entscheidung, die nicht nur für Sie gut und richtig ist, sondern für das gesamte Universum. Viele Hexen führen regelmäßig einen Weisheitszauber oder eine Meditation durch, mit deren Hilfe sie okkultes Wissen und Weisheit erlangen wollen, denn davon kann man nie genug besitzen! Weitere wichtige Eigenschaften einer Hexe sind Selbstliebe und Selbstvertrauen. Nur wenn Sie sich selbst lieben und kennen, werden Sie wie eine Hexe Ihrer Intuition trauen können, und über die geistige Kraft und spirituelle Energie verfügen, auch die schwierigeren Zauber zu wirken, die Ihnen viel abverlangen.

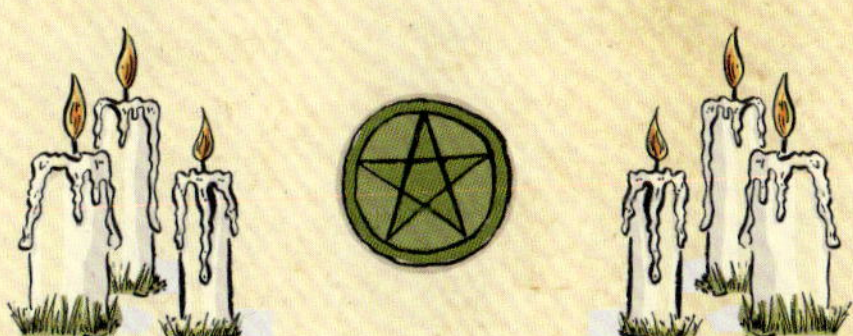

„Ich starb als Mineral und wurde zur Pflanze. Ich starb als Pflanze und wurde zum Tier. Ich starb als Tier und wurde zum Menschen. Warum sollte ich mich fürchten? Wann habe ich jemals durch den Tod etwas verloren?“

Dschalal-ad-Din ar-Rumi (1207–1273)

WERMUT-LORBEER-SALBEI-ZAUBER FÜR WEISHEIT

ZUTATEN

- ☆ Kohle
- ☆ Wermut
- ☆ Lorbeer
- ☆ Salbei

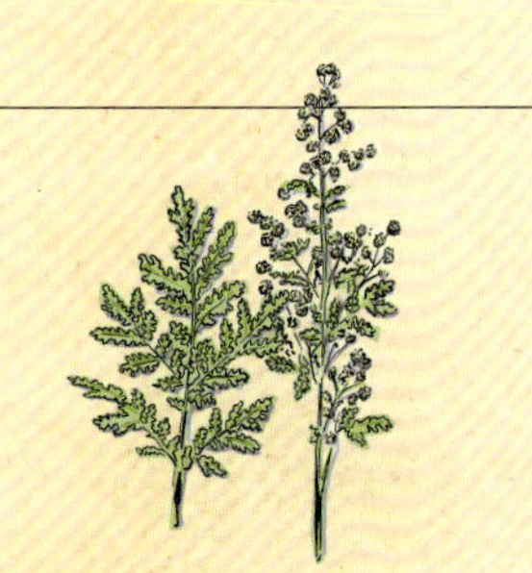

ZAUBER

Zünden Sie die Kohle an, und streuen Sie etwas getrockneten Wermut, Lorbeer und Salbei darauf. Sagen Sie:

„Die tiefe Weisheit suche ich,
sie schenkt meiner Welt das Licht.
In göttliche Weisheit und Wissen gehüllt,
sich der Traum meines Lebens erfüllt."

Sitzen Sie einen Moment ruhig da, atmen Sie den Kräuterduft ein. Wenn nötig können Sie noch ein wenig Kräuter nachlegen. Wenn Sie meinen, Sie seien so weit, stehen Sie auf und löschen die Kohle. Dieser Zauber wirkt besonders gut bei Neumond.

SALBEI-LORBEER-ZAUBER FÜR FÜHRUNG

ZUTATEN

- ☆ Salbeiblätter
- ☆ Lorbeerblätter
- ☆ Lila Garn
- ☆ Eulenfigur

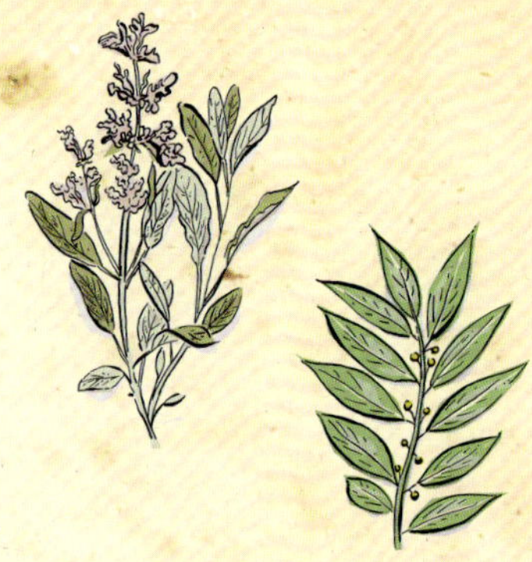

ZAUBER

Ziehen Sie abwechselnd die Salbei- und Lorbeerblätter auf das lila Garn, bis Sie eine Kette haben, die bis zu Ihrem Bauchnabel reicht. Legen Sie die Kette neben die Eulenfigur (die auf Ihrem Altar oder an einem anderen bedeutendem Platz in Ihrem Haus stehen sollte) und sagen Sie:

„Voller Weisheit möchte ich entscheiden,
mein Urteil soll zum Guten mich leiten.
Sind die Götter mir wohl gesonnen,
dann hat mein geistiger Weg schon gut begonnen."

Lassen Sie die Kette bei der Eulenfigur zurück. Wenn Sie merken, dass Sie eine Portion Extra-Weisheit gut gebrauchen oder die Geister der Weisheit und des Wissens Ihnen helfen könnten, dann legen Sie sich die Kette um den Hals, blicken Sie auf die Eule und meditieren Sie zu dem Thema, bei dem Sie Hilfe gebrauchen könnten.

KÜMMELSAMENZAUBER FÜR INNERE RUHE UND ZUFRIEDENHEIT

ZUTATEN

- ☆ Rote Kerze
- ☆ Kümmelsamen

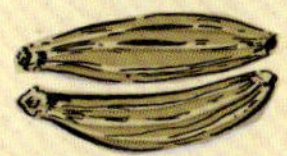

ZAUBER
Zünden Sie die rote Kerze mit der linken Hand an, streuen Sie im Uhrzeigersinn Kümmel um die Kerze und sprechen Sie währenddessen Folgendes:

*„Durch die Flamme rein,
wird vergehen alle Pein.
Von innerem Frieden ganz umgeben,
werde ich Glück und Liebe leben."*

Dann nehmen Sie mit der rechten Hand ein paar Kümmelsamen und legen sie in Ihren Mund. Fühlen Sie die kleinen Samen und sagen Sie:

*„Die Kümmelsamen esse ich,
innere Kraft erfüllet mich.
Von innerem Frieden ganz umgeben,
werde ich Glück und Liebe leben."*

Dann kauen Sie die Samen und schlucken sie herunter.

ROSENWASSER-ESTRAGON-ZAUBER, UM DEN EIGENEN KÖRPER ZU LIEBEN

ZUTATEN

- ☆ Rosenwasser
- ☆ Estragon
- ☆ Spiegel

ZAUBER
Mischen Sie das Rosenwasser mit dem Estragon. Betrachten Sie sich selbst im Spiegel und sagen Sie etwas Positives über jeden Teil Ihres Körpers und segnen Sie ihn – von den Füßen angefangen bis zu den Haaren. Legen Sie besonderes Augenmerk auf die Teile des Körpers, die Sie nicht so gerne mögen! Beispiele: „Gesegnet sind meine Zehen, denn sie sind lang und können nach Dingen auf dem Boden greifen." „Gesegnet sind meine Waden, denn sie sind stämmig und tragen mich auf langen Spaziergängen." „Gesegnet sind meine Brüste, denn sie sind groß und fallen auf." „Gesegnet sei mein Haar, denn die Farbe gefällt mir." Etc.
Nach jeder positiven Aussage tupfen Sie etwas von dem Estragon-Rosenwasser auf die entsprechende Körperstelle. Am besten wirkt dieser Zauber, wenn Sie dabei nackt sind.

PFEFFERKORN-ESTRAGON-ZAUBER FÜR VERTRAUEN

ZUTATEN

- ☆ Estragon
- ☆ Rote Pfefferkörner

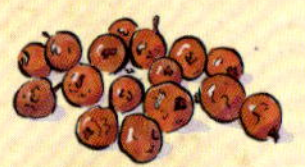

ZAUBER

Halten Sie etwas Estragon in der einen Hand und in der anderen rote Pfefferkörner. Stellen Sie die Füße hüftbreit auseinander. Die Hände sind an Ihrer Seite, etwas vom Körper entfernt. Fühlen Sie, wie die Wärme von Mutter Erde in Ihnen aufsteigt. Sie erfüllt Sie mit ihrer Liebe und ihrem Vertrauen in Sie. Fühlen Sie, wie die Wärme von Vater Himmel auf Sie herabsinkt und Sie mit seiner Kraft und seinem Vertrauen in Sie erfüllt. Streuen Sie die Pfefferkörner und den Estragon über Ihren Kopf, wo sie einen Schutzschild um Sie herum bilden.

ZAUBER FÜR EIN SEGNENDES ÖL

ZUTATEN

- ☆ Majoran
- ☆ Schwarze Pfefferkörner
- ☆ Kreuzkümmelsamen
- ☆ Sonnenblumenöl

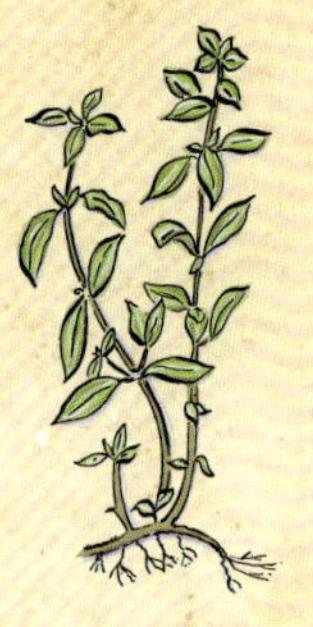

ZAUBER

Fügen Sie dem Sonnenblumenöl Majoran, schwarze Pfefferkörner und Kreuzkümmel bei. Rühren Sie mit dem kleinen Finger der rechten Hand um und sagen Sie neunmal:

*„Geweiht und sauber
sei mein Zauber!“*

Dann rühren Sie mit dem kleinen Finger der linken Hand und sagen:

*„Mir den Segen
soll dieses Öl geben.“*

Nun haben Sie ein Öl, mit dem Sie Ihre magischen Werkzeuge weihen können, das Sie vor einem Ritual nutzen können oder mit dem Sie neu erworbene Gegenstände segnen. Sie können es auf Vorrat anlegen und in einer dunklen Glasflasche aufbewahren.

PETERSILIENZAUBER FÜR KONTAKT ZU DEN VERSTORBENEN

ZUTATEN

- Schwarze Kerze
- Foto des Verstorbenen oder etwas, das ihm gehört hat
- Petersilie
- Lila Beutel (möglichst aus Seide)

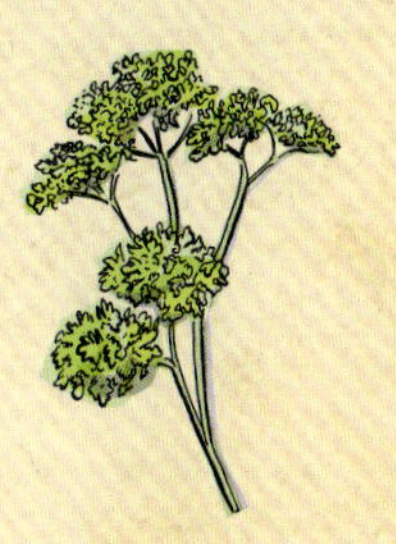

ZAUBER

Zünden Sie die Kerze an und lassen Sie Ihren Atem langsamer werden. Legen Sie das Foto vor die Kerze und schauen Sie „hindurch", als würden Sie immer noch auf die Flamme blicken. Sagen Sie:

„Lang schon von uns gegangen,
doch möge mein Zauber dich fangen,
denn ich möchte etwas fragen dich,
zum Wohle aller, so erbitt' ich's."

Blasen Sie die Kerze vorsichtig aus und sehen Sie dem Rauch nach. Stellen Sie sich vor, wie der Rauch Ihre Fragen zu dem Toten trägt. Legen Sie dann die Kerze, das Foto und die Petersilie in den lila Beutel, legen Sie ihn unter Ihr Kissen und gehen schlafen. Sie sollten in dieser Nacht von dem Toten träumen – falls nicht oder wenn Sie sich nicht mehr daran erinnern können, gehen Sie morgens zuerst spazieren (bevor Sie irgendetwas essen oder trinken) und halten Sie dabei den Beutel in Ihrer linken Hand. Wenn der Tote den Kontakt zu Ihnen wünscht, dann wird Mutter Natur als Mittlerin zwischen Ihnen fungieren.

KRÄUTERZAUBER ALS HILFE BEI DER MEDITATION

ZUTATEN

- Salbei
- Weinraute
- Wacholder
- Kreuzkümmel
- Offenes Feuer (Kamin, Grill oder ein grosser feuerfester Kessel)

ZAUBER

Mischen Sie die Kräuter in Ihrer linken Hand. Werfen Sie sie in das Feuer, bevor Sie beginnen, zu meditieren. Salbei reinigt den Geist, Wacholder bringt übernatürliche Wahrnehmung, Weinraute bringt okkultes Wissen und Kreuzkümmel übernatürlichen Schutz. So können Sie aus Ihrer Meditation das Beste herausholen und sind dabei sicher geschützt vor böswilligen Wesen.

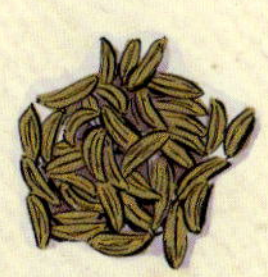

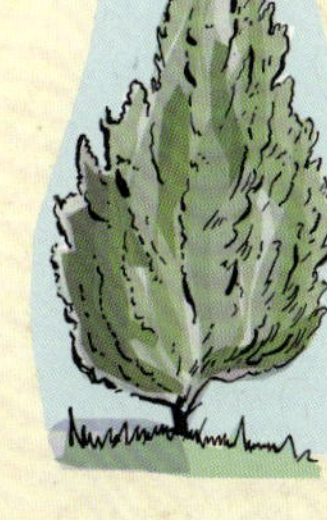

Kapitel 7

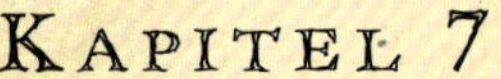

Zauberkräuter fern der Magie: Küchenhexerei

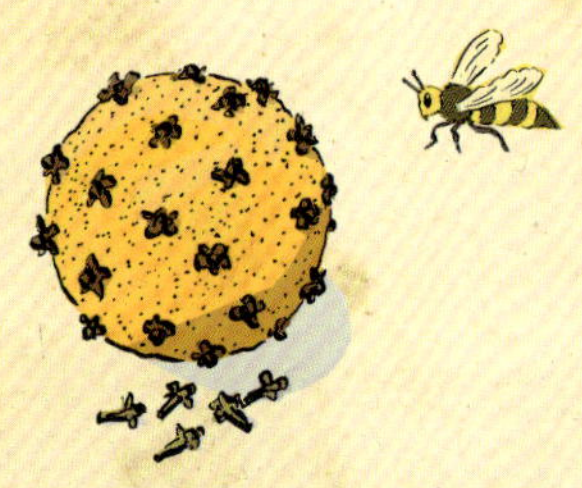

Der Titel dieses Kapitels führt ein bisschen in die Irre, denn wenn Kräuter sorgfältig aufgezogen und aufbewahrt wurden und wenn dahinter noch eine magische Absicht stand, dann haben sie immer magische Energie in sich – und darum geht es in diesem Buch schließlich.

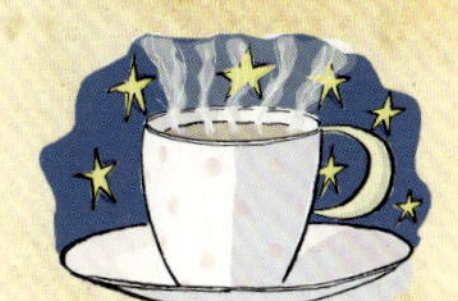

In diesem Kapitel geht es um einen etwas „sanfteren" Begriff der Magie – kein Zauber, keine Rituale, kein Anrufen der Götter und keine Meditation. Es geht um Küchenzauber; darum, dass Zauberkräuter Ihrem Essen und Trinken noch eine zusätzliche Dimension verleihen, sei es als alternative Heilmöglichkeit oder sonst etwas, um ein wenig magische Energie in Ihr Leben zu bringen.

Die Rezepte und Vorschläge in diesem Kapitel können Sie auch wunderbar mit Freunden teilen, die nicht der Wicca-Religion angehören, denn man muss keine erfahrene Hexe sein, um von den folgenden Rezepten zu profitieren.

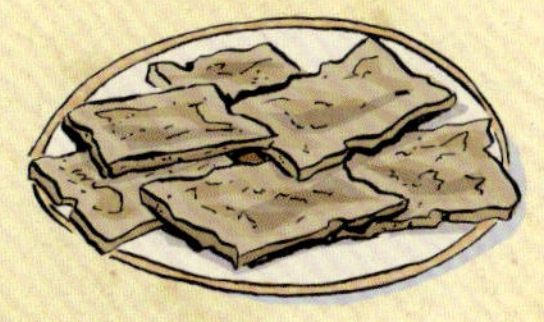

Zaubertränke herstellen

In Kapitel 3, auf Seite 43 - 45, habe ich bereits beschrieben, wie Sie Kräuter so aufbewahren, dass sie nicht ihren Geschmack oder ihre magische Energie verlieren (Trocknen, in Öl Einlegen, Pressen). Jetzt stelle ich Ihnen ein paar einfache Rezepte vor, wie Sie magisches Räucherwerk, Tees, Salben und Sirup selbst herstellen können – für Ihr körperliches als auch Ihr kulinarisches Wohlbefinden.

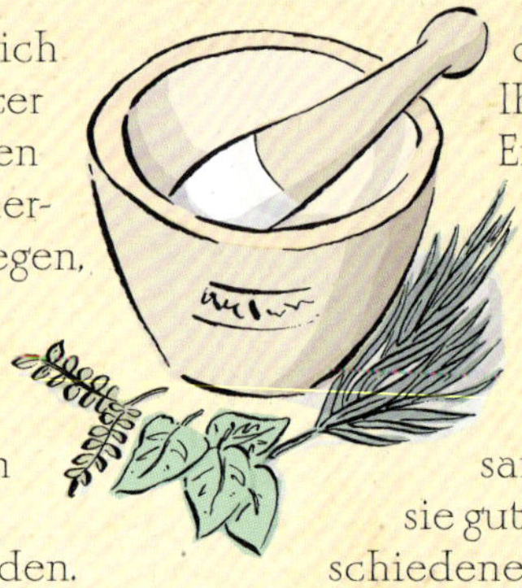

Wie man Räucherwerk herstellt

Einfaches, loses Räucherwerk, das Sie auf einem Stückchen Kohle, im Kessel oder im Kamin verbrennen können, lässt sich leicht selbst herstellen. Die Kräuter müssen dafür ganz trocken sein, dann zerstoßen Sie sie vorsichtig (am besten mit Mörser und Stößel) und geben kleine Mengen auf die glimmende Kohle.

Ich liebe es, mein eigenes Räucherwerk zu nehmen, um damit zum Beispiel einen Raum für ein Hexenzirkelritual oder vor der Meditation zu reinigen. Den meisten Räuchermischungen füge ich Sandelholz bei: es steht für Schutz und spirituelles Bewusstsein, zudem lässt es das Räucherwerk länger brennen. Selbstgemachtes Räucherwerk hält sich normalerweise ein Jahr lang. Räucherstäbchen sind leichter zu handhaben. Sie machen zwar weniger Arbeit, sind aber nur schwer und mühsam selbst herzustellen. Mir ist es jedenfalls noch nicht gelungen, eine Kräutermischung herzustellen, die gleichmäßig trocknet und nicht vom Stäbchen bröckelt. Wenn Sie fertig gekaufte Räucherstäbchen etwas persönlicher gestalten wollen, dann nehmen Sie Sandelholz- (für Schutz) oder Geraniumstäbchen (um Negatives aufzulösen) und tunken diese in ätherisches Öl. Das hilft Ihnen bei jedem Zauber oder jeder Energie, die Sie in Ihrem Haus oder Ihrem Büro verströmen wollen. Lassen Sie das Räucherstäbchen nicht im Öl liegen, denn dann löst es sich auf; tunken Sie es nur kurz ein oder tupfen Sie das Öl sparsam auf die Stäbchen und lassen Sie sie gut trocknen. So können Sie mit verschiedenen Ölen unterschiedliche magische Eigenschaften miteinander verbinden und zusammen beim Verbrennen freisetzen.

Aufgüsse und Sirup herstellen

Sirups und Aufgüsse sind an sich nichts anderes als konzentrierte Kräuterflüssigkeiten. In ihnen konzentriert sich die gesamte Energie des Zauberkrauts oder der Kräutermischung und für gewöhnlich sind sie länger haltbar als frische Kräuter oder Tees. Eine gute Möglichkeit also, Kräuter auch dann zu konservieren, wenn die Saison schon vorbei ist oder sie gerade einfach nicht erhältlich sind (man kann auch einen Sirup unbedenklich anstelle von Kräutern verwenden). Aufgüsse sind etwa zwei Wochen haltbar, ein Sirup im Kühlschrank etwa neun Monate. Ein Aufguss ist vor allem dann das Mittel der Wahl, wenn Sie den Duft des Krauts in konzentrierter Form brauchen oder verschiedene Kräuter miteinander mischen wollen, um den bitteren Beigeschmack einer bestimmten Pflanze zu übertünchen. Manch einer mag zum Beispiel nicht den Geschmack der Kamille – dann kann man einfach einen Aufguss aus Kamille und Pfefferminze aufbrühen.

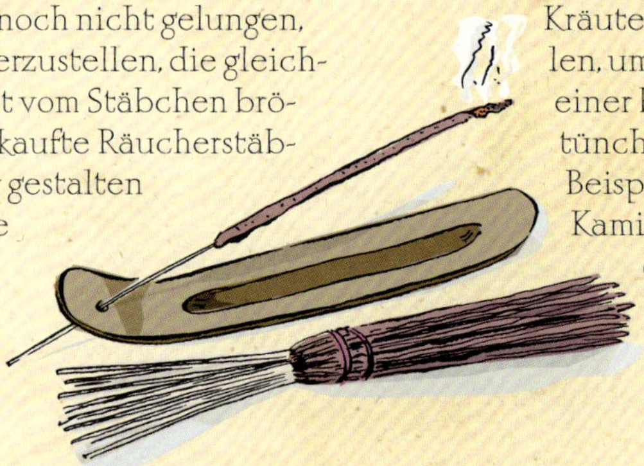

AUFGUSS

Für einen Aufguss lässt man das Wasser nicht so stark kochen, als würde man einen Tee aufgießen, sondern man erhitzt es nur bis kurz vor dem Siedepunkt. Schütten Sie dann das heiße Wasser langsam über die Kräuter, rühren Sie im Uhrzeigersinn um und lassen Sie das Ganze circa zehn Minuten ziehen – oder wenn möglich so lange, bis das Wasser auf Zimmertemperatur abgekühlt ist, bevor Sie den Aufguss in Flaschen füllen. Wie viel Wasser Sie auf die Kräuter geben, hängt davon ab, wie stark der Aufguss sein soll und ob Sie frische oder getrocknete Kräuter benutzen (frische Kräuter brauchen mehr Wasser, denn sie sind weniger kräftig und duften auch weniger als getrocknete). Als Richtlinie schlage ich vor, einen halben Liter Wasser auf 100 g frische Kräuter zu verwenden.

SIRUP

Bei einem Sirup geht man noch einen Schritt weiter als bei einem Aufguss, denn der hinzugefügte Zucker macht den Aufguss wohlschmeckend und länger haltbar. Am einfachsten ist es, wenn Sie einen halben Liter Aufguss mit einem halben Kilo Zucker mischen. Lassen Sie beides in einer Pfanne köcheln, bis sich der Zucker völlig aufgelöst hat, und füllen Sie die Masse dann in Flaschen, die Sie im Kühlschrank aufbewahren sollten.

Salben herstellen

In Form einer Salbe sind Kräuter besonders lange haltbar, werden so jedoch eher von der alternativen Medizin verwendet, als dass sie Verwendung in magischen Ritualen und Zaubern finden. Etwas anderes sind segnende Salben, mit denen etwa neue Mitglieder in einem Coven willkommen geheißen werden, oder beim Gesundheitszauber, wenn Magie und Heilkunst zusammen wirken sollen. Erhitzen Sie zum Herstellen einer Salbe reines Fett, wie Vaseline oder Schweineschmalz im Wasserbad (stellen Sie dazu einen Topf in heißes Wasser). Wenn das Fett flüssig wird, rühren Sie ätherisches Öl oder zerstoßene Kräuter hinein – die Menge hängt von Ihrem persönlichen Geschmack ab – halten Sie die Mischung etwa eine Stunde lang cremig und rühren Sie regelmäßig um. Dann füllen Sie das Fett in kleine Töpfe oder Tiegel. Am besten sind die Töpfe vorher sterilisiert oder zumindest mit heißem Spülwasser ausgewaschen worden. Lassen Sie das Ganze abkühlen und fest werden und drehen Sie erst dann die Deckel auf. Haben Sie durchsichtige Behälter oder Gläser verwendet, bewahren Sie diese an einem dunklen Ort auf. Die Salbe hält sich ungefähr neun Monate lang. Minderwertiges Fett kann allerdings ranzig werden, das erkennen Sie jedoch leicht am Geruch.

ZAUBER

Wenn Sie für eine Prüfung lernen müssen, nehmen Sie ein Zimträucherstäbchen und tunken die Spitze in Geraniumöl, um so zu Beginn des Lernens Ihren Kopf frei zu bekommen. Auf den Rest des Stäbchens tupfen Sie Thymianöl, das Konzentration und Erfolg fördert. Lassen Sie es während des Lernens brennen.

Essen und Trinken

Sie müssen keinen Zauberspruch aufsagen, wenn Sie Ihrem Essen oder den Getränken Zauberkräuter zufügen – allerdings würden Sie so die Kraft der Zauber oder Rituale, die Sie nach dem Genuss des Essens durchführen, verstärken können. Die Verwendung von Kräutern gibt Ihrem Leben immer einen Hauch von Magie, auch wenn Sie gerade keine Zeit haben, Ihr rituelles Gewand anzuziehen und zu meditieren oder an einem Ritual Ihres Covens teilzunehmen. Fügen Sie Ihren Rezepten Kräuter mit Bedacht bei, denn alles hat eine Energie, nicht nur die Zauberkräuter!

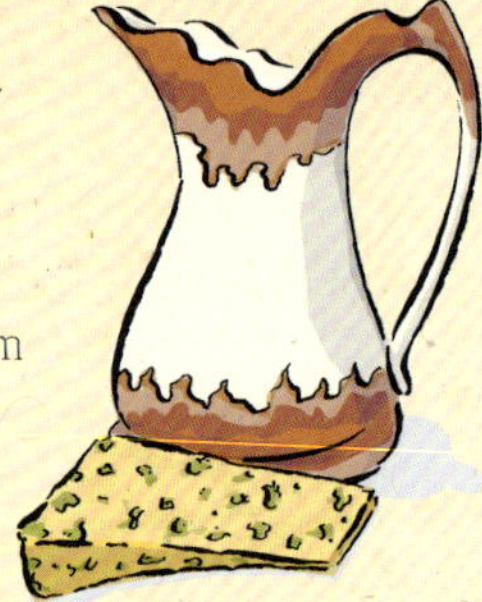

GESALZENE KRÄUTER

ZUTATEN

- 50 g geschnittener Schnittlauch
- 50 g geschnittene Petersilie
- 50 g geschnittene Möhre
- 50 g geschnittener Fenchel
- 50 g geschnittener Sellerie
- 50 g geschnittene Zwiebel
- 100 g grobes Salz
- 4 zerstossene Knoblauchzehen (nach Geschmack)

ZUBEREITUNG

Mischen Sie das Gemüse und die Kräuter miteinander. Füllen Sie ein größeres Einmachglas oder einen Tontopf 2,5 cm hoch mit der Mischung und streuen Sie ein Lage Salz darüber. Wiederholen Sie dies so lange, bis die Kräutermischung aufgebraucht ist. Das Ganze schließt mit einer Salzlage ab. Bedecken Sie den Topf und stellen Sie ihn mindestens eine Woche, besser zwei bis drei, in den Kühlschrank. Schütten Sie die Flüssigkeit, die sich bildet, alle paar Tage ab. Die gesalzenen Kräuter sind wunderbar zu Nudeln, zum Braten und bei allem, was durch Salz noch mehr Geschmack bekommen soll.

Die gesalzenen Kräuter besitzen viele magische Eigenschaften, aber in erster Linie werden sie Sie zuversichtlicher (wegen Fenchel und Schnittlauch) machen und Ihnen beim Essen helfen, zu erkennen, wer bei Tisch die Wahrheit spricht (wegen Petersilie und Sellerie). Die gesalzene Möhre und die Petersilie fördern Manneskraft und Fruchtbarkeit – ein gutes Mittel also, wenn Sie schwanger werden wollen. Sie können auch mit anderen Kräutern und Gemüsen experementieren, ganz nach Ihrem Geschmack und den magischen Eigenschaften, die Sie bevorzugen.

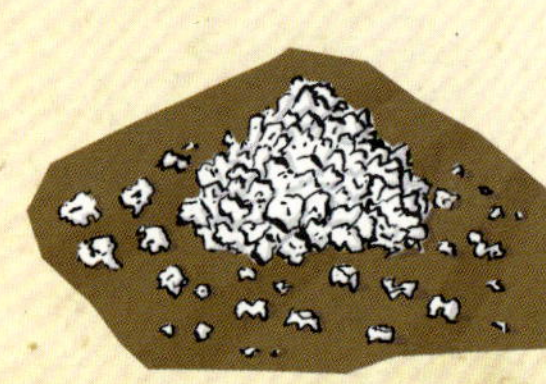

SCHNELLE LEBKUCHEN

ZUTATEN

- ☆ 50 g Honig
- ☆ 1 Teelöffel fein gehackter Ingwer oder ¼ Teelöffel Ingwerpulver
- ☆ 1/8 Teelöffel gemahlene Nelken
- ☆ 1/8 Teelöffel gemahlener Zimt
- ☆ 1/8 Teelöffel gemahlenes Piment
- ☆ 1/8 Teelöffel gemahlener Sternanis
- ☆ 1 Esslöffel Anissamen
- ☆ 100 g Brotkrümel

ZUBEREITUNG

Erhitzen Sie den Honig langsam, bis er leicht köchelt, dann fügen Sie vorsichtig alle Kräuter – außer den Anissamen! – hinzu. Am Schluss die Brotkrümel in den Topf geben und alles gut vermengen. Lassen Sie das Ganze 15 bis 20 Minuten vor sich hin köcheln, so dass es eine Konsistenz dickflüssiger Melasse bekommt, eventuell dafür noch etwas Honig oder etwas Brot zufügen. Gießen Sie die Masse auf Backpapier und streuen Sie die Anissamen oben drauf (leicht andrücken, damit sie halten). Lassen Sie das Ingwerbrot etwas abkühlen und schneiden Sie es dann in kleine Ecken oder stechen mit Plätzchenformen kleine Figuren aus. Im Kühlschrank (oder im Winter draußen) ein paar Stunden auskühlen lassen. Servieren Sie die Plätzchen bei Zimmertemperatur. Dazu passt wunderbar Eiscreme. Ingwerbrot wird auch Lebkuchen genannt, weil die Zutaten auf magische Art und Weise das Leben schützen und verbessern, denn sie entfernen alles Negative, wehren Flüche ab (durch die Nelken und den Sternanis), bringen Glück (durch das Piment und den Anis) und Erfolg (durch den Zimt).

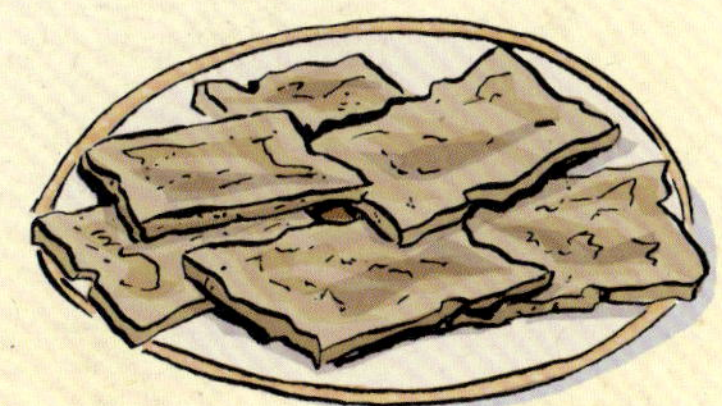

Um Ihren Teigwaren eine Prise Magie und zusätzlichen Geschmack zu verleihen, geben Sie in den Teig ein bisschen Thymian, der Sie gesund und erfolgreich macht. Das schmeckt vor allem in Pasteten oder auch im Blätterteig gut.

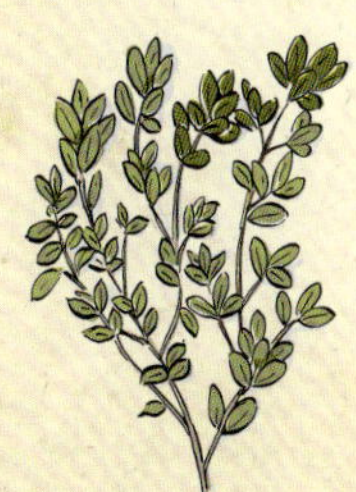

EISSCHÜSSEL MIT KRÄUTERN

ZUTATEN

- ☆ Lavendelblüten
- ☆ Löwenzahnblätter
- ☆ Kamillenblüten
- ☆ Sternanis
- ☆ Holunderblüten

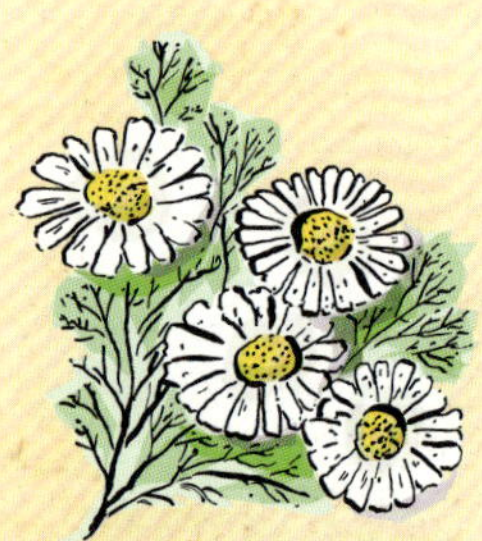

Eine Schüssel aus Eis kann ein besonderer magischer Mittelpunkt auf einer Party werden, egal ob als Skulptur oder mit Punsch, kalter Suppe, Fruchtsalat oder Eiscreme gefüllt. Und es geht leichter, als Sie denken! Sie können dafür alle hübschen Blüten und Kräuter, die Ihnen gut gefallen, nehmen, oder einfach die, welche ich im folgenden Rezept empfehle.

ZUBEREITUNG

Sie benötigen zwei Schüsseln, ein größere und eine kleinere. Wenn Sie die kleinere Schüssel in die größere stellen, dann sollte ein Zwischenraum von ca. 2 bis 3 cm zwischen den Schüsselwänden entstehen.

Füllen Sie die größere Schüssel circa 5 cm tief mit Wasser und lassen Sie es halb gefrieren. Holen Sie dann die Schüssel aus dem Tiefkühlfach und stellen Sie die kleine Schüssel hinein. Achten Sie darauf, dass sie sich genau in der Mitte befindet (ein Gewicht in der kleineren Schüssel hilft).

Füllen Sie dann den Zwischenraum zwischen den Schüsseln zu 5 cm mit Wasser auf und fügen Sie die Blüten und Kräuter bei. Stellen Sie die Schüsseln wieder 15 Minuten in das Tiefkühlfach, bis das Wasser halb gefroren ist. Dann wiederholen Sie den Vorgang, bis die Schüsseln bis oben gefüllt sind. Wichtig ist dabei, dass die einzelnen Lagen nicht ganz durchfrieren, denn sonst halten die Schichten nicht zusammen.

Stellen Sie die Schüsseln ins Tiefkühlfach, bis alles durchgefroren ist, dann holen Sie die Eisschüssel aus der Form, indem Sie die innere Schüssel mit einem warmen Tuch auswischen, ebenso die Außenseite der äußeren Schüssel. Dann entfernen Sie erst die innere Schüssel und heben dann die Eisschüssel aus der äußeren Form.

Die Eisschüssel sollten Sie auf ein großes Tablett stellen, damit das herabtropfende Wasser beim Schmelzen aufgefangen wird.

SCHNELLER KRÄUTERWACKELPUDDING

ZUTATEN

- 2 Esslöffel Zucker
- 250 ml Traubensaft
- 4 Zweige Bergamotte
- 1 Esslöffel Gelatinepulver oder ein vegetarisches Ersatzprodukt (Pektin oder Alge), gelöst in Wasser
- 10 kernlose Trauben

ZUBEREITUNG

Den Zucker (Symbol für Glück und Luxus), den Traubensaft (Reichtum) und die Bergamottezweige (Glück) in einen kleine Pfanne geben und zum Kochen bringen. Danach die Mischung abkühlen lassen und die Bergamotte herausholen. Die aufgelöste Gelatine zufügen und vorsichtig umrühren, bis alles miteinander vermischt ist. Füllen Sie die Hälfte in eine Schüssel und lassen Sie es abkühlen, bis es halb fest ist, dann legen Sie die Trauben bei, füllen den Rest der Mischung auf und stellen die Schüssel in den Kühlschrank. Alternativ können Sie auch kleine Tassen oder Sektgläser mit dem Wackelpudding füllen und mit einem kleinen Bergamottezweig dekorieren.

KRÄUTERKÄSE

ZUTATEN

- 500 ml Joghurt pur
- ½ Teelöffel Salz
- 1 Esslöffel geschnittener Estragon
- 1 Esslöffel geschnittener Schnittlauch
- 1 Esslöffel geschnittene Petersilie
- Schwarzer Pfeffer zum Abschmecken
- Käseleinen

ZUBEREITUNG

Legen Sie das Käseleinen in ein Sieb und stellen Sie es über eine große Schüssel. Mischen Sie Joghurt und Salz und geben Sie die Masse in das Sieb. Stellen Sie den Joghurt nun ein, zwei Tage in den Kühlschrank, bis er fest geworden ist und sich die Flüssigkeit in der Schüssel gesammelt hat. Setzen Sie den Joghurt jetzt in eine neue Schüssel um und vermischen Sie ihn dort mit den Kräutern und schmecken mit Pfeffer ab. Jetzt ist Ihr Kräuterkäse genau richtig und schmeckt prima zu Crackern.
Sie können alternativ auch die Petersilie weglassen und kleine Käsebällchen rollen und sie dann in der Petersilie wälzen. Das sieht besonders hübsch aus. Petersilie hat einen reinigenden Effekt nach schwerem Essen und magischen Ritualen, darum finde ich sie für dieses Rezept auf jeden Fall wichtig, und der Pfeffer hat eine schützende Funktion. Aber Sie können auch ganz nach eigenem Geschmack und gewünschter Magie experimentieren.

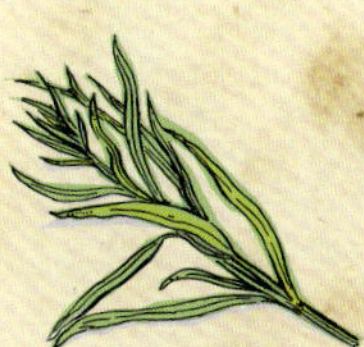

HARTE ZIMTBONBONS

ZUTATEN

- 50 g Zucker
- 100 ml Ahornsirup
- 1 Teelöffel gemahlener Zimt
- Nach Wunsch eine Prise Chili
- Nach Wunsch rote Lebensmittelfarbe
- Puderzucker

ZUBEREITUNG

Mischen Sie Zucker, Ahornsirup und 100 ml Wasser in einer Pfanne und bringen Sie das Ganze unter Rühren zum Kochen, bis es deutlich dickflüssig wird (das geht relativ schnell) und der Zucker knistert, wenn Sie einen Tropfen in kaltes Wasser fallen lassen (Achtung, der Zucker wird sehr, sehr heiß!). Nehmen Sie die Pfanne von der Platte und fügen Sie Zimt, Chili und die Lebensmittelfarbe hinzu. Schütten Sie die Mischung nun auf ein Backblech, das Sie dick mit Puderzucker bestreut haben, und geben Sie noch ein bisschen Puderzucker obendrauf. Schneiden Sie es sofort in kleine quadratische Stückchen, denn es wird sehr schnell sehr hart.

Weil der Zimt in der Magie für Lust und Liebe steht, vor allem, wenn man ihn mit Chili kombiniert, sind diese Bonbons wie dafür gemacht, sie Ihrem Liebsten beispielsweise zum Valentinstag zu schenken.

KRÄUTER-OSTEREI

ZUTATEN

- Kleine Mutterkrautblättchen
- Knoblauchblüten
- Petersilienblätter
- Sternanis
- Roter-Klee-Blätter
- Weisse Eier
- Rote oder braune Zwiebeln
- Alte Feinstrumpfhose

ZUBEREITUNG

Legen Sie ein paar der Blüten und Blätter auf ein Ei und schieben Sie es vorsichtig in den Fuß der Feinstrumpfhose. Ziehen Sie den Stoff dann so zurecht, dass die Blüten richtig auf dem Ei liegen. Wiederholen Sie den Vorgang. Bringen Sie Wasser zum Kochen und geben Sie die Zwiebelschalen hinzu (für braune oder rötlich gefärbte Eier). Legen Sie den Strumpf mit den Eiern vorsichtig in das kochende Wasser, bis sie hartgekocht sind (ca. 4 Minuten). Danach lassen Sie sie abkühlen, schneiden die Strumpfhose auf und holen die Eier heraus. Die roten bzw. braunen hartgekochten Eier haben jetzt hübsche weiße Abdrücke von den Blüten und Blättern. Auch ein leichter Kräutergeschmack hat sich durch das Kochen auf die Eier übertragen. Die Kräuter, die ich aufgelistet habe, sollen nur zur Inspiration dienen. Sie können es natürlich auch mit anderen Blättern und Blüten ausprobieren. Nicht nur zu Ostern, auch zum Sonntagsbrunch oder als Dekoration auf dem Altar sind die gefärbten Eier ein Blickfang.

LAVENDEL-LIMONADENSIRUP

ZUTATEN

- ☆ 10 rote Kleeblüten
- ☆ 100 g Lavendel
- ☆ 100 g Zucker
- ☆ 100 ml Zitronensaft
- ☆ Eiswürfelform

ZUBEREITUNG

Legen Sie eine Kleeblüte in jedes Fach der Eiswürfelform, dann füllen Sie Wasser auf und stellen die Form ins Tiefkühlfach. Alle anderen Zutaten, außer dem Zitronensaft, geben Sie in eine Pfanne, fügen 300 ml Wasser hinzu und bringen es zum Kochen. Sobald es kocht, nehmen Sie die Pfanne von der Herdplatte und kühlen den Sud über Nacht im Kühlschrank. Jetzt haben Sie eine hellrosa Flüssigkeit. Vor dem Servieren fügen Sie den Zitronensaft hinzu und vermischen die Limonade noch mit Wasser, bis sie so stark ist, wie Sie es gerne mögen. Dekorieren Sie jedes Glass mit einem Kleeblüten-Eiswürfel.

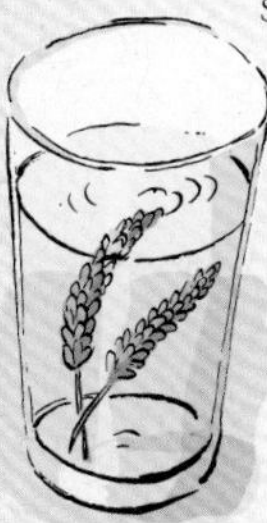

WASSER GEGEN BAUCHSCHMERZEN

ZUTATEN

- ☆ 1 Teelöffel Dillsamen
- ☆ 1 Teelöffel zerstossene Fenchelsamen
- ☆ Knapp 20 g brauner Zucker (optional)

ZUBEREITUNG

Kochen Sie einen halben Liter Wasser auf und schütten es über die Dill- und Fenchelsamen. Lassen Sie den Sud 20 Minuten ziehen und gießen ihn dann ab. Fügen Sie nach Wunsch den braunen Zucker zu. Er muss sich ganz auflösen.

Die Mixtur hilft sehr gut bei festsitzenden Blähungen, kann gut im Kühlschrank ein paar Tage lang gelagert werden und sollte bei Zimmertemperatur getrunken werden.

HOLUNDERBEERENSIRUP

ZUTATEN

- ☆ 2 Zitronen
- ☆ 1 Kilo Holunderbeeren
- ☆ 50 g Jasminblüten
- ☆ 50 g Zitronellablätter
- ☆ 500 g Zucker

ZUBEREITUNG

Reiben Sie die Schale von der Zitrone, dann pressen Sie sie aus. Mischen Sie die Holunderbeeren mit einem halben Liter Wasser und dem Zitronensaft und bringen Sie die Mischung zum Kochen. Lassen Sie sie etwas abkühlen, dann geben Sie die Jasminblüten, die Zitronellablätter und den Zucker hinzu. Lassen Sie das Ganze noch einmal fünf Minuten kochen, geben Sie es durch ein Sieb oder ein Käseleinen und füllen es in Fläschchen. Geöffnet bitte im Kühlschrank aufbewahren! Den Sirup sollten Sie 1:3 mit Wasser verdünnen.
Die Holunderbeeren haben heilende und schützende Eigenschaften, kombiniert mit Zitronella für Zufriedenheit, Jasmin für Liebe und Zitrone für Freundschaft, handelt es sich um einen wahrhaft magischen Zaubertrank.

BLÜTENTEE

ZUTATEN

Zu gleichen Teilen

- ☆ Roter Klee
- ☆ Zitronenmelisse
- ☆ Pfefferminze
- ☆ Rosenblütenblätter
- ☆ Kornblumen
- ☆ Ringelblume
- ☆ Lindenblüten
- ☆ Honig für den Geschmack

Ein toller Tee für Sommerpartys, der auch noch gesund ist. Man kann damit auch ein bisschen Sonnenschein in dunkle Wintertage bringen!

ZUBEREITUNG

Mischen Sie alles zusammen, dann übergießen Sie die Kräuter mit kochendem Wasser. Es bleibt Ihnen überlassen, wie stark der Tee sein soll. Ich bevorzuge eine knappe Handvoll von jedem Kraut auf einen Liter Wasser. Lassen Sie den Tee mindestens fünf Minuten ziehen. Danach können Sie ihn durch ein Sieb abgießen, obwohl die Blüten im Tee auch recht hübsch anzusehen sind. Fügen Sie je nach Geschmack etwas Honig hinzu.

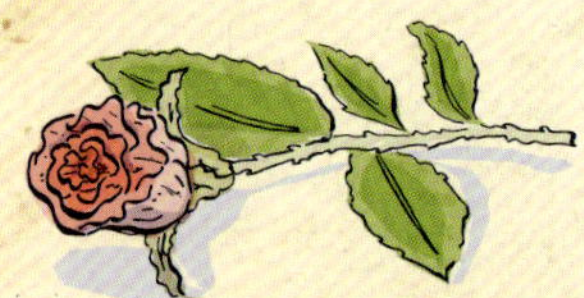

HUSTENTEE

ZUTATEN

(getrocknet)

- 50 g Salbei
- 50 g Majoran
- 10 Sternanis
- 50 g Huflattich

oder

- 50 g Thymian
- 50 g Eisenkraut
- 50 g Fenchel
- 50 g Königskerzenblüten
- Honig oder Melasse, nach Geschmack

Zwei Tees gegen Erkältungen und Husten.

ZUBEREITUNG

Mischen Sie die Zutaten zusammen. Nehmen Sie drei Prisen der Mischung für eine große Tasse, geben Sie kochendes Wasser hinzu und lassen Sie den Tee fünf bis zehn Minuten ziehen. Dann können Sie die Kräuter entweder absieben oder auch drin lassen – und anschließend aus den Teeblättern wahrsagen. Mit Honig oder Melasse süßen.

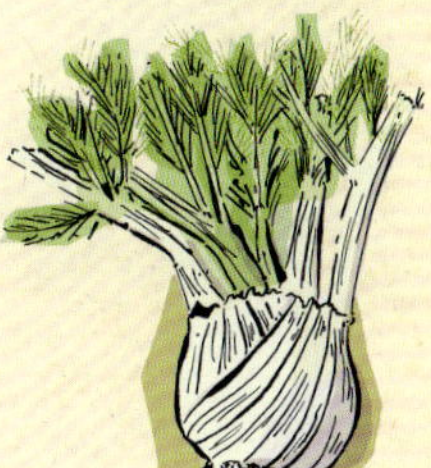

MAGENTEE

ZUTATEN

(getrocknet)

- 50 g Pfefferminze
- 50 g Kamille
- 20 g Wermut
- Prise Kümmelsamen

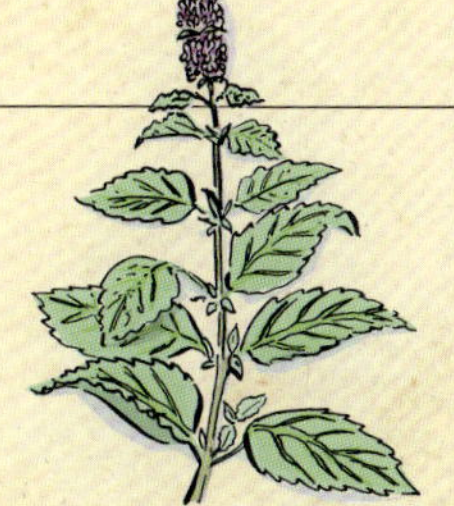

Der perfekte Tee bei einem aufgeblähten, schmerzenden Bauch.

ZUBEREITUNG

Alle Zutaten zusammenmischen. Drei Prisen für eine große Tasse Tee mit kochendem Wasser übergießen, dann die Kräuter absieben. Dieser Tee sollte nicht gesüßt werden, damit er besser wirken kann.

SCHLAFTEE

ZUTATEN

(getrocknet)

- 50 g Holunderblüten
- 50 g Lavendel
- 50 g Weissdornblüten
- 50 Hopfenblüten
- 50 Baldrianblätter
- 50 Basilikumblätter

Dieser Tee hilft gegen Schlaflosigkeit oder lässt Sie nach einem anstrengenden Tag gut einschlafen.

ZUBEREITUNG

Alles miteinander vermischen. Nehmen Sie etwa drei Prisen für eine große Tasse Tee. Mit kochendem Wasser übergießen und dann absieben. Sie sollten den Tee 45 Minuten, bevor Sie ins Bett gehen, trinken.

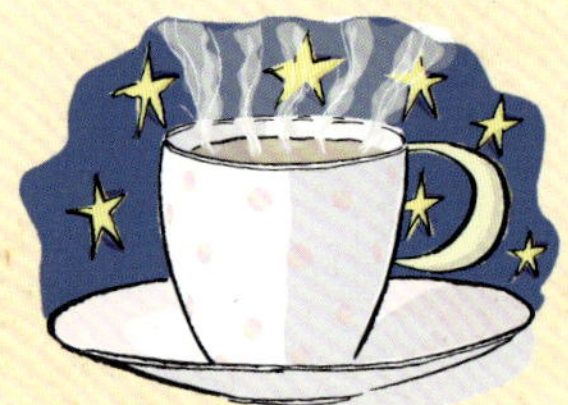

FIEBERTEE

ZUTATEN

(getrocknet)

- 20 g Thymian
- 20 g Ilexblätter
- 20 g Holunderblüten
- 20 g Lindenblüten
- 20 g Mädesüß
- Honig oder Melasse zum Süssen

Dieser Tee senkt Fieber, hilft bei Rheumaschmerzen und macht Sie nach einer Erkrankung wieder fit.

ZUBEREITUNG

Mischen Sie die Kräuter miteinander, nehmen Sie drei Prisen der Mischung für eine große Tasse, geben Sie kochendes Wasser dazu und sieben Sie dann die Kräuter ab. Nach Wunsch mit Honig oder Melasse süßen.

Schönheit

Magische Schönheitsrezepte machen Sie nicht nur schöner, weil die Zutaten Ihrer Haut guttun und Ihr Haar glänzen lassen, sie wirken auch auf zwei weiteren Ebenen, die vielleicht noch wichtiger sind: Die Kräuter verzaubern Sie und die Menschen um Sie herum, so dass Sie noch schöner aussehen, und sie steigern Ihr Selbstvertrauen und Ihre innere Kraft. So werden Sie innerlich als auch äußerlich schön, magisch und körperlich. Bei Schönheitskräutern muss immer darauf geachtet werden, dass sie nicht giftig sind, vor allem, wenn man sie in konzentrierter Form als ätherisches Öl anwendet. Denken Sie auch daran, dass Sie, wenn Sie schwanger sind oder stillen, einige Kräuter nicht anwenden sollten. Suchen Sie dann den Rat eines Heilpraktikers oder Arztes.

MAGISCHER NAGELLACK

Fügen Sie Ihrem Lieblingsnagellack fünf Tropfen eines passenden ätherischen Öls bei oder wählen Sie die Farbe Ihres Nagellacks nach den magischen Eigenschaften aus. Zum Beispiel:

- Geben Sie fünf Tropfen ätherisches Rosenöl in roten Nagellack und lackieren Sie sich die Nägel bei zunehmendem Mond. Das lässt Ihre Nägel und Ihr Liebesleben gedeihen.
- Geben Sie fünf Tropfen ätherisches Fenchelöl in einen klaren Nagellack. Lackieren Sie die Nägel bei Vollmond und Sie werden innere Stärke und Selbstvertrauen erlangen.
- Fünf Tropfen ätherisches Basilikumöl in einem goldenen Nagellack, aufgetragen bei zunehmendem Mond, und Ihre finanzielle Lage verbessert sich.

Die Mengenangaben beziehen sich auf ein ganzes Fläschchen Nagellack. Ist in einer angebrochenen Flasche nur noch ein Rest enthalten, nehmen Sie entsprechend weniger ätherisches Öl, da sonst der Lack sich zu stark verdünnen könnte und nicht mehr richtig aushärtet.

BADEZUSATZ

ZUTATEN

- 10 Rosenblütenblätter
- 5 Zweige Lavendel
- Käseleinen (Gelb für Freundschaft, Rosa für Liebe, Weiss für Frieden)

ZUBEREITUNG

Zupfen Sie den Lavendel und die Rosenblätter in kleine Stücke, legen Sie sie in die Mitte des Tuchs und binden Sie die Enden zu einem Ball zusammen. Dann ins einlaufende warme Badewasser geben.

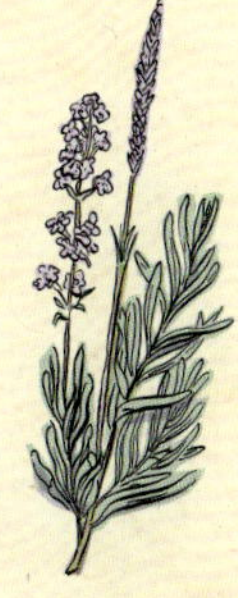

ROSEN-ERFRISCHUNGSSPRAY

ZUTATEN

- 2 Esslöffel zerkleinerte Rosenblütenblätter
- 2 Esslöffel Rosmarin
- 5 Eukalyptusblätter
- 1 Esslöffel Vitamin C (pur in der Apotheke/Drogerie erhältlich, auch Ascorbinsäure genannt; sonst zerstossen Sie eine Vitamin-C-Tablette)

ZUBEREITUNG

Erhitzen Sie 300 ml Wasser, dann fügen Sie die Rosenblüten, den Rosmarin und den Eukalyptus hinzu. Nicht kochen lassen! 15 Minuten lang erhitzen und dann auf Zimmertemperatur abkühlen lassen, die Blätter heraussieben und das Vitamin C zufügen. Füllen Sie die Flüssigkeit nun in dunkle Fläschchen ab. Sie eignet sich wunderbar zum Abschminken (als Augen-Makeup-Entferner bitte die doppelte Menge Wasser benutzen). Mit einer Sprühflasche können Sie morgens, oder wenn Sie sich in einem staubigen Raum aufgehalten haben, Ihr Gesicht mit dem Spray erfrischen.

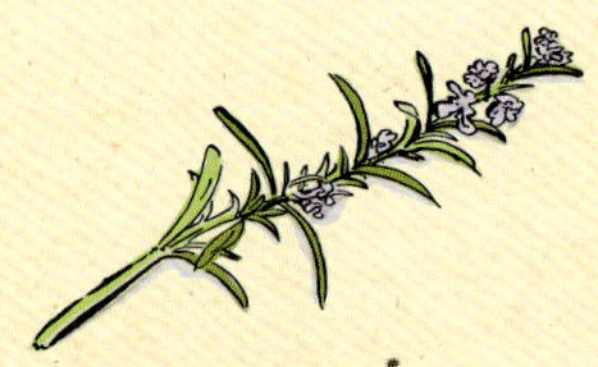

PFLEGENDER LIPGLOSS

ZUTATEN

- 50 g Bienewachs
- 50 g Rizinusöl
- Rote-Beete-Saft
- Nach Wunsch 2 Tropfen eines essbaren ätherischen Öls (z. B. Piment, Zimt, Zitronella, Lavendel, Salbei, Pfefferminze, Basilikum, Klee, Muskat, Rosmarin oder Jasmin)
- Katzenminzeblätter

ZUBEREITUNG

Lassen Sie den Bienenwachs schmelzen und fügen Sie das Rizinusöl bei, dann den Rote-Beete-Saft (die Menge hängt davon ab, wie rot der Lipgloss werden soll). Dann geben Sie das ätherische Öl hinzu, das dem Lipgloss Geschmack und Magie verleiht.

Legen Sie ein kleines Töpfchen mit Katzenminzeblättern aus und füllen Sie die Mischung hinein. Kühl lagern, fertig!

SEGNENDES ÖL FÜR DIE SCHÖNHEIT

ZUTATEN

- 10 Tropfen Zitronellaöl
- 10 Tropfen Geraniumöl
- 20 Tropfen Orangenöl
- 20 Kreuzkümmelsamen
- 100 ml Mandelöl

ZUBEREITUNG

Mischen Sie die Zutaten miteinander, indem Sie die ätherischen Öle und die Kreuzkümmelsamen langsam, eins nach dem anderen dem Mandelöl beifügen. Es eignet sich als Massageöl, als Handöl, bevor Sie zu einer Party aufbrechen, oder zur Segnung der Dinge, die Ihrer Schönheit dienen, beispielsweise Haarbürste, Nagelfeilen etc.

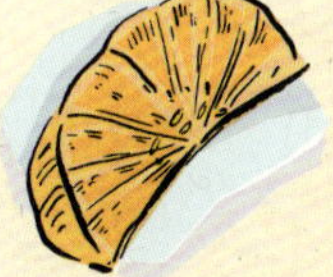

KRÄFTIGENDES HAARWASSER

ZUTATEN

- 5 Zweige Rosmarin
- Handvoll Kamillenblüten
- 100 ml Zitronensaft

ZUBEREITUNG

Füllen Sie die Kamillenblüten und den Rosmarin in eine Schüssel. Dann geben Sie 300 ml kochendes Wasser hinzu und lassen das Ganze ziehen, bis es sich auf Zimmertemperatur abgekühlt hat. Sieben Sie es ab, dann schütten Sie den Zitronensaft hinzu und füllen die Flüssigkeit in eine Flasche. Als Haarwasser nach Haarwäsche und -spülung optimal.

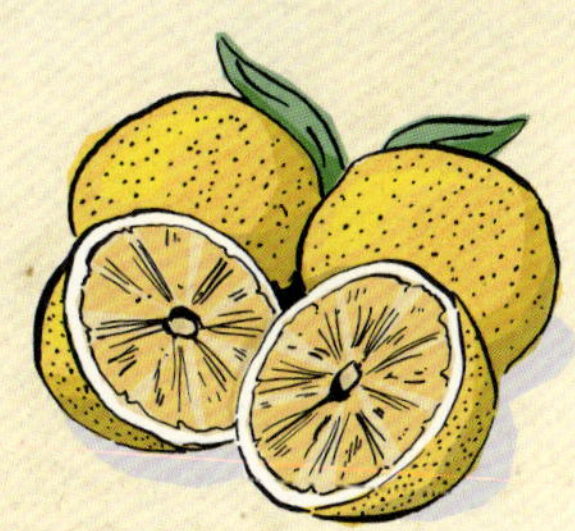

Noch mehr Möglichkeiten, Kräuter zu verwenden

Es gibt unendliche Möglichkeiten, was man neben der Magie noch mit Kräutern anstellen kann. Lassen Sie sich einfach von Ihrer Kreativität und Intuition leiten. Hier noch ein paar Ideen, wie ich auf ungewöhnliche Weise mit Kräutern mein Haus dekoriere und ein bisschen Magie in mein Leben bringe. Ich hoffe, dass diese Tipps Sie ermuntern, sie nachzumachen und selbst ein bisschen herumzuexperimentieren.

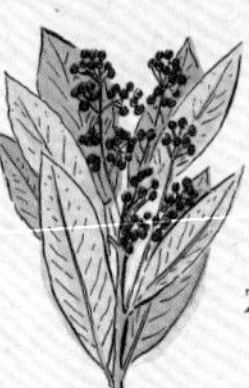

SCHNELLE DUFTKUGEL

ZUTATEN

- ☆ 10 Nelken
- ☆ Zitrone oder Orange
- ☆ Rosmarinzweige, Distel- oder Wacholderzweige, wenn gewünscht
- ☆ Goldenes Band

ZUBEREITUNG

Ganz schnell ein bisschen Magie für Ihr Zuhause und dazu noch der Duft nach Zitrone oder Orange und Nelken. Sie können auch andere holzige Kräuter wie Rosmarin, Distel oder Wacholder nehmen – alles, was Sie direkt in die Schale der Zitrone oder Orange stecken können, um so Ihrer Duftkugel etwas Magie zu verleihen. Binden Sie das goldene Band um die Frucht und stellen Sie sie auf Ihr Bücherregal, eine Kommode oder lassen Sie sie an einer Schnur von der Gardinenstange herunterhängen.

DUFTZOPF FÜR DIE WAND

ZUTATEN

- ☆ Lange, blühende Lavendelzweige (für Entspannung, Friede, Freundschaft, Zufriedenheit)
- ☆ Lange Basilikumzweige (Geld, Reichtum, Divination, innere Kraft)
- ☆ Blühende Oreganozweige (Gesundheit, Zufriedenheit)
- ☆ Garn
- ☆ Band

ZUBEREITUNG

Binden Sie fünf bis zehn Zweige jeden Krauts mit Garn zusammen, so dass etwa fingerdicke Bündel entstehen. Fertigen Sie mehrere solcher Bündel und binden Sie diese dann mit einem hübschen Schmuckband an einem Ende zusammen. So erhalten Sie je eine ca. 1 Meter lange Lavendel-, Basilikum- und Oregano-„Schnur". Flechten Sie diese drei dann zu einem Zopf und verbinden Sie so deren magische Eigenschaften: Frieden vom Lavendel, Reichtum vom Basilikum, Gesundheit und Zufriedenheit vom Oregano. Wenn Sie möchten, dann können Sie auch das Schmuckband als vierten Strang in den Zopf einflechten. Dabei gilt: Blau für Gesundheit, Grün für Reichtum, Rosa für die Liebe. Entscheiden Sie selbst, was Sie am ehesten brauchen. Binden Sie das Ende des Zopfes wieder mit Band zusammen und hängen Sie ihn als gut duftende Dekoration an Ihre Wand.

KRÄUTER-TISCHDEKORATION

ZUTATEN

- 3 Eisenkrautstängel
- 3 Lavendelzweige
- 3 Rosmarinzweige
- 3 Basilikumzweige
- 3 Salbeizweige
- 3 Kamillenzweige
- Spitzenborte
- Band

Diese Tischdekoration ist auf jeder Tafel ein Hingucker und auch ein perfektes Mitbringsel. Sie riecht nicht nur gut und ist hübsch anzusehen, sondern ist auch noch nützlich! Sie können frische oder getrocknete Kräuter nehmen.

ZUBEREITUNG

Legen Sie die Kräuter abwechselnd zu einem Strauß zusammen, dann binden Sie sie mit einem Band zusammen. Legen Sie aus der Spitzenborte eine Manschette drumherum. Binden Sie das Ganze noch einmal mit Band zusammen, fertig!

INSEKTENABWEHR AUS KRÄUTERN

ZUTATEN

- 5 Zitronellablätter
- 5 Basilikumblätter
- 5 Minzeblätter
- 5 Nelken
- Organza-Tuch (am besten Blau für Gesundheit oder Silber für den Segen der Mondgöttin, die nächtlichen Insekten fernzuhalten; jede andere Farbe geht auch)
- Band

ZUBEREITUNG

Legen Sie die Kräuter in die Mitte des Organza-Tuchs. Binden Sie die Ecken des Tuchs oben mit dem Band zusammen, so dass ein kleines rundes Päckchen entsteht. Legen Sie dies ans Fenster, draußen auf den Tisch oder in den Kleiderschrank. Es wirkt besonders gut gegen Mücken, wenn Sie im Sommer nachts das Fenster geöffnet haben.

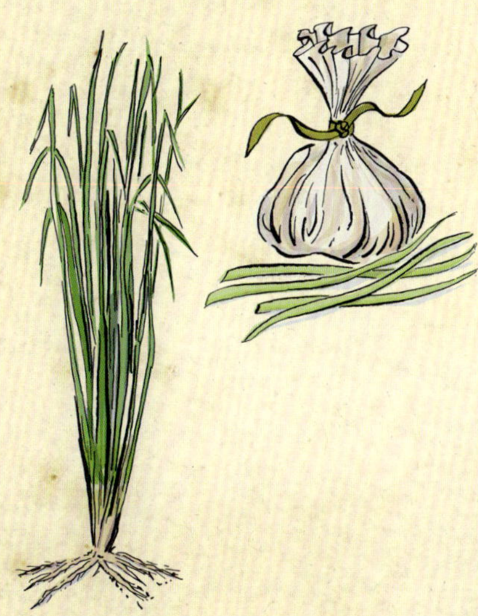

ANTI-FLOH-KISSEN FÜR HAUSTIERE

ZUTATEN

- 50 g getrocknete Poleiminze
- 20 g getrockneter Thymian
- 20 g getrockneter Wermut
- 20 g getrocknete Katzenminze

ZUBEREITUNG

Mischen Sie alle Zutaten miteinander. Öffnen Sie vorsichtig eine Naht des Kissens, auf dem Ihr Hund oder Ihre Katze schläft, und streuen Sie die Kräutermischung hinein. Decken, auf denen Ihr Tier liegt oder mit denen Sie es zudecken, reiben Sie mit der Kräutermischung gut ein.

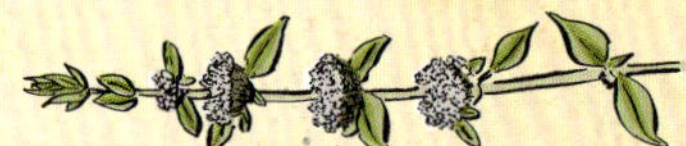

SCHLAFSTRÄUßCHEN

ZUTATEN

- 10 Lavendelzweige
- 10 Rosmarinzweige
- Blaues Band

ZUBEREITUNG

Ordnen Sie die Kräuterzweige zu einem Strauß und binden Sie sie mit dem blauen Band (Heilung, Weisheit, Ruhe) zusammen. Legen Sie das Schlafsträußchen dann auf Ihr Nachttischchen oder hängen Sie es an den Bettpfosten.

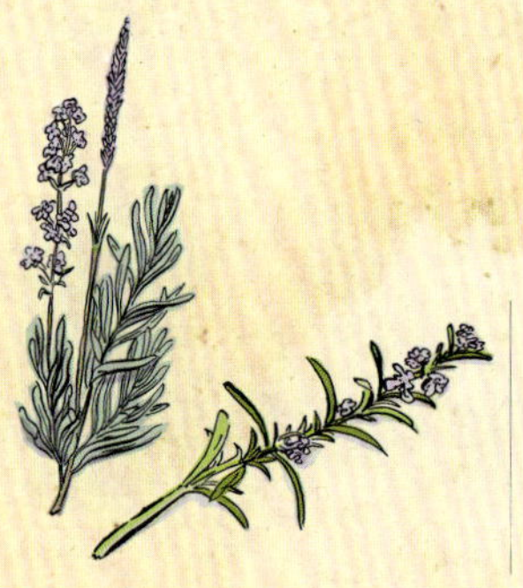

KRÄUTERHUT

ZUTATEN

- Kleines Bund Petersilie, roter Klee, Mutterkraut, Kampfer und Distel
- Strohhut
- Dünnes Band

ZUBEREITUNG

Für einen magischen Hut, der Sie im Sommer beim Picknick, beim Pferderennen oder auf Gartenpartys beschirmt, sammeln Sie die hier aufgelisteten Kräuter (oder welche auch immer zu Outfit oder zur Magie passen) am Morgen des Tages, an dem Sie ausgehen wollen. Machen Sie aus den Kräutern kleine Sträußchen. Die müssen nicht unbedingt alle die gleichen Kräuter enthalten, sollten aber ungefähr die gleiche Größe besitzen. Legen Sie die Sträußchen nebeneinander um den Hut herum und binden Sie sie mit dem Band fest. Schon haben Sie einen Hut mit Kräuterring!

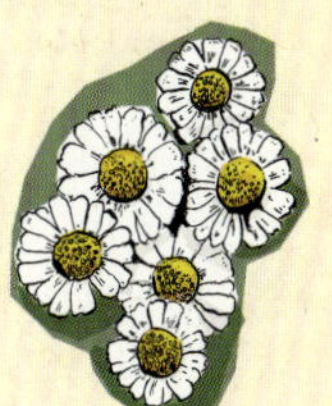

KRÄUTER-PFLANZENSPRAY

ZUTATEN

- 20 g Chili
- 10 rote Pfefferkörner
- 3 ganze Knollen wilden Knoblauchs (oder 5 Knoblauchzehen, wenn Sie keinen wilden finden können)
- 3 Zitronellablätter
- 20 g milde Flüssigseife (möglichst geruchsfrei)
- Sprühflasche

Damit Ihre Zauberkräuter, Ihr Gemüse und Ihre Früchte nicht von Insekten und Schnecken heimgesucht werden, sprühen Sie sie mit diesem Spray ein.

ZUBEREITUNG

Fügen Sie die Kräuter und 100 ml Wasser in einen Mixer und mixen Sie alles so lange, bis es ganz flüssig geworden ist. Füllen Sie die Mischung in die Sprühflasche, fügen Sie die Seife hinzu und füllen den Rest mit Wasser auf. Sprühen Sie Ihre Pflanzen damit ein. Vorsicht: Nicht im direkten Sonnenlicht aufsprühen.

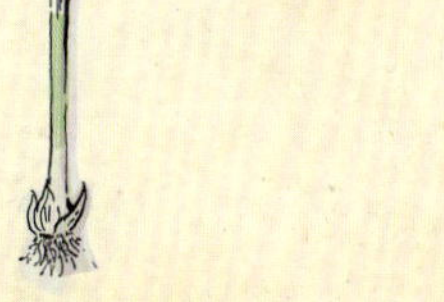

Kapitel 8

Wie Sie Ihre eigenen Zauber schreiben

In Kapitel 6 haben Sie eine Menge Zaubersprüche aus meinem eigenen Buch der Schatten lesen können. Alle habe ich gestestet und sie haben funktioniert. Einige davon sind ein paar hundert Jahre alt oder stammen aus Zauberbüchern, einige habe ich von meinen Wicca-Lehrern erhalten, aber die meisten habe ich selbst für meinen eigenen Gebrauch geschrieben, für die Mitglieder meines Covens oder für meine Leser. Warum will ich Sie also ermutigen, selbst Zaubersprüche zu schreiben, wenn ich Ihnen doch ganze Bücher voll davon verkaufen könnte? Ganz einfach: Ich möchte, dass Sie die mächtigsten und erfolgreichsten Zauber besitzen.

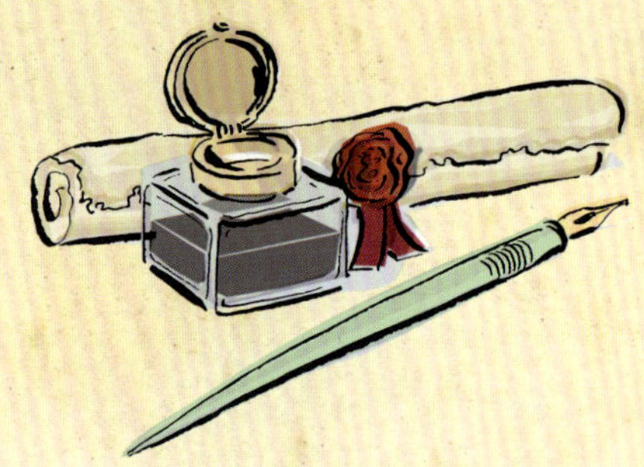

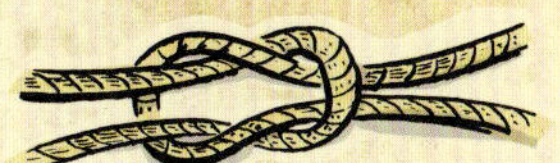

Auch wenn meine Zauber für mich und meine Bekannten funktioniert haben, kann es doch sein, dass sie bei Ihnen nicht wirken. Die Zauber zu personalisieren kann dann der richtige Weg sein. Dafür gibt es viele Gründe: Die Energie des Ortes, an dem Sie leben, ist anders, oder die Zaubertechnik passt nicht zu Ihnen, weil ich zum Beispiel einen Kerzenzauber vorgeschlagen habe, während Sie eine Hexenflasche oder einen Knotenzauber bevorzugen würden.

Ein weiterer Grund, warum ein Zauber nicht funktioniert, kann sein, dass ein Kraut, das ich empfehle, dort, wo Sie wohnen, nicht verfügbar ist. Oder ich sage, dass Blau die beste Farbe für geistige Heilung ist, Sie aber für sich herausgefunden haben, dass sich Grün für Sie besser eignet …

Wenn Sie Ihren eigenen Zauberspruch schreiben, dann können Sie Ihren Zauber oder Ihr Ritual gleich so anpassen, dass es genau zu Ihnen, Ihren magischen Fähigkeiten und Ihren Vorlieben passt. Sie können Ihre eigene Energie nicht nur während des Zauberns hinzugeben, sondern schon beim Verfassen des Zaubers.

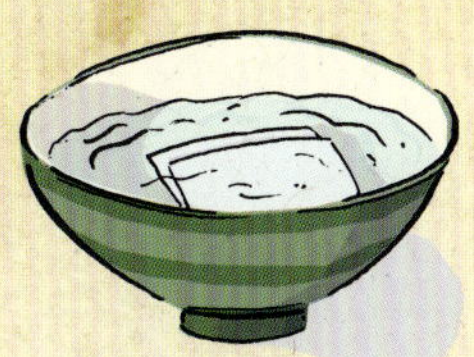

Zauber schreiben, um die eigene Magie zu stärken

Wenn Sie einen eigenen Zauber schreiben, dann sollten Sie zunächst überlegen, ob Sie wirklich einen Zauber brauchen. Manchmal scheint Magie die einfachste Lösung im Vergleich dazu, durch harte Arbeit ans Ziel der Wünsche zu gelangen. Aber auch, wenn es verführerisch sein mag, mit einem Zauberspruch Zeit zu sparen, statt die ganze Nacht lang zu lernen, so braucht doch auch ein Zauber eine Menge Zeit, denn er muss gut vorbereitet werden – und das gilt auch für die spirituelle und geistige Energie.

Dann müssen Sie sich entscheiden, welche Art von Zauber Sie durchführen möchten. Sind Sie krank und ist Heilung vonnöten? Oder haben Sie Schulden? Braucht Ihre Partnerschaft etwas Unterstützung? Denken Sie daran, dass das Verfassen, Vorbereiten und Durchführen eines Zaubers eine Menge Zeit und Energie kostet, und wenn Sie nicht gerade eine sehr erfahrene Hexe sind, dann können Sie alle paar Tage höchstens einen Zauber wirken (das hängt vom Ausmaß oder der Energie ab, die der Zauber benötigt). Haben Sie sich dann für die Art des Zaubers entschieden, müssen Sie sich ganz genau den Zweck vor Augen führen. Wenn Sie sich entschließen, Ihren Schulden durch Magie beizukommen, möchten Sie dann einen Zauber wirken, der Ihre Schulden mildert (sehr speziell), oder lieber einen Zauber, der Ihnen zu einer Gehaltserhöhung (etwas weniger speziell) verhilft, oder einen, der Ihnen einfach Geld bringt?

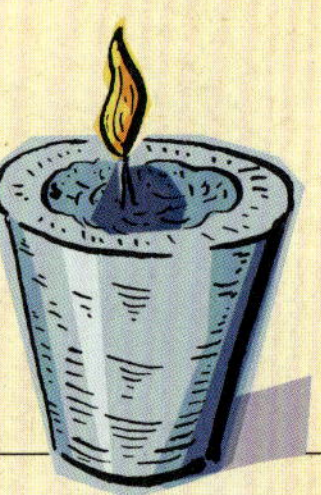

Selbst wenn Sie bereit sind, Ihren eigenen Zauber zu schreiben, schauen Sie sich die Zaubersprüche der vorangegangenen Kapitel an. Die Einführungen zu den einzelnen Unterpunkten geben Ihnen ein paar Richtlinien, wie Sie einen Zauber für einen bestimmten Zweck verfassen und worauf Sie achten sollten.

Traditionen gibt es aus einem guten Grund: weil sie funktionieren, manchmal Jahrhunderte lang. Aber zögern Sie nicht, Traditionen zu brechen, wenn es Ihnen weiterhilft. Rosa ist traditionell die Farbe der Romantik, aber wenn Sie Hellgrün immer mit Liebe assoziiert haben, weil Ihnen Ihr erster Freund ein hellgrünes Halstuch geschenkt hat, dann setzen Sie einfach diese Farbe bei Ihrem Liebeszauber ein.

Zutaten

Als Nächstes entscheiden Sie, welche Zutaten Ihr Kräuterzauber enthalten soll. Im Kapitel „Die 52 wichtigsten Zauberkräuter" (Seite 48) finden Sie die wichtigsten aufgelistet, und auf Seite 154 können Sie in den Tabellen nachsehen, welche Farbe zu welchen Kräutern passt, welcher Wochentag der beste für einen bestimmten Zauber ist und so weiter. Je nachdem, welche Kräuter Sie brauchen, dauert es eine Weile, bis Sie alles beisammen haben. Brauchen Sie zum Beispiel eine ganze Alraunewurzel, dann scheuen Sie nicht den Aufwand, bis Sie wirklich gute Qualität bekommen, denn je besser die Energie eines Krautes ist, desto erfolgversprechender ist auch der damit gewirkte Zauber.

Auch wenn es nett ist, ein Regal voller Steine, getrockneter Kräuter, magischer Werkzeuge und verschiedenfarbiger Kerzen zu haben (und die meisten Hexen sammeln davon im Laufe der Zeit einiges an), so ist es doch nicht wirklich nötig. Nach und nach wird Ihr Zauber stärker werden, indem Sie ihm mehr Ihrer Zeit und Ihrer Energie widmen. Wenn ein Zauber zum Beispiel vorgibt, dass ein magischer Kreis mit dem Zauberstab gezogen werden soll, können Sie stattdessen den Kreis auch mit Ihren Händen ziehen oder einfach einen hübschen Eichenzweig nehmen oder selbst einen Zauberstab fertigen, indem Sie ein paar Kräuterzweige mit einem Band zusammenbinden.

Natürlich können Sie es auch ganz anders machen, vor allem, wenn Sie nicht so einfach alle Zauberzutaten bekommen können. Dann nehmen Sie einfach das zur Hand, was verfügbar ist, und richten den Zauberspruch danach aus. Das ist übrigens eine gute Gelegenheit, das Selbstverfassen von Zaubersprüchen zu lernen, denn es zwingt Sie dazu, wirklich darüber nachzudenken, welche Zauber mit diesen Zutaten möglich sind. So schulen Sie Ihre Kreativität und Ihren Einfallsreichtum.

Haben Sie sich erst für die Zutaten entschieden und diese vorrätig, dann stellen Sie alles griffbereit an einen Platz, damit Sie nicht in Ihrer Konzentration gestört werden, weil Sie den Altar verlassen müssen, um noch schnell etwas aus der Küche zu holen. Oder Sie merken mittendrin, dass Sie kein grünes Garn haben, das Sie aber für den Zauber bräuchten.

Wenn Ihnen einer der Zauber aus den vorangegangenen Kapiteln gefällt, Sie aber nicht die dort vorgeschlagenen Kräuter vorrätig haben, dann sehen Sie einmal in Kapitel „Die 52 wichtigsten Kräuter" (Seite 48) nach und nehmen Sie ein Kraut mit ähnlichen Eigenschaften. Wird zum Beispiel in einem Geldzauber Mutterkraut verwendet, dann können Sie stattdessen auch Basilikum nehmen. Wachsen in Ihrem Garten jede Menge Brennnesseln, dann verwenden Sie die für jeden Ihrer Heilungszauber

Wenn Sie sich nicht sicher genug fühlen, ganz allein einen eigenen Zauber zu verfassen, oder wenn Sie noch ein bisschen Erfahrung sammeln wollen, dann verändern Sie doch einfach einen meiner Zaubersprüche – oder jeden Zauber, den Sie in anderen Büchern oder im Internet finden. Sie können zum Beispiel einem Zauber einen Gesang beifügen, der an sich ohne sprachlichen Teil auskommt. Oder Sie ändern die Farbe des Edelsteins, der im Zauber Verwendung findet

Den rechten Zeitpunkt bestimmen

Magie ist mächtig und ein Zauber hat immer etwas Energie, egal wann man ihn durchführt. Aber weil es in der Magie eben um Energie geht, wirkt ein Zauber besser, wenn Sie einen verheißungsvollen Zeitpunkt dafür wählen. Es gelten dabei keine unumstößlichen Regeln: Schreiben Sie einen Liebeszauber, dann könnten Sie sich für den Freitag (Tag der Liebesgöttin Venus) entscheiden, denn das ist der traditionelle Tag für die Liebesmagie. Wollen Sie aber einen Mann auf sich aufmerksam machen, dann kann der Sonntag der Tag der Wahl sein, denn das ist der Tag des Sonnengottes und damit wie gemacht für männliche Energien.

Zauber für gute Gesundheit

ZUTATEN

- 8 Mutterkrautblüten
- Eukalyptusöl

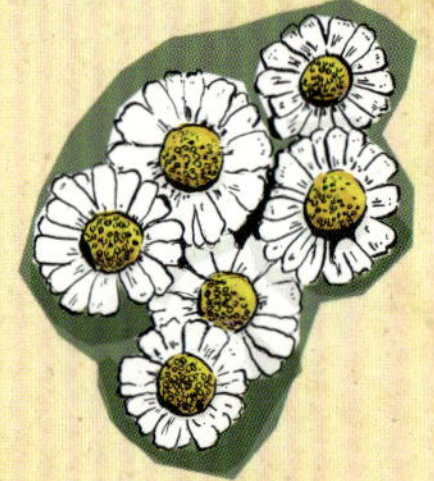

Ein Zauber zur Stärkung der Gesundheit und Harmonie.

ZUBEREITUNG

Tupfen Sie die Mutterkrautblüten in Eukalyptusöl. Legen Sie sich auf den Boden und dann legen Sie sich je eine Blüte auf den rechten und linken Fuß, auf das rechte und linke Knie, auf den Unterleib, auf jede Brust und eine auf die Stirn. Sagen Sie:

„Götter der Heilung, euch rufe ich,
und euren Segen erbitte ich.
Krank bin ich und will's nicht sein,
gebt Harmonie und Stärke,
So soll es sein."

Schließen Sie die Augen und stellen Sie sich vor, wie das Öl in Sie hineinfließt und jede Krankheit wegspült. Dann stellen Sie sich vor, wie die Blüten Sie von jeder Krankheit und allen Unannehmlichkeiten befreien.

Die Magie des Mondes

Die Tabellen der magischen Entsprechungen am Ende dieses Kapitels machen es Ihnen leicht, zu entscheiden, wann Ihr Zauber am besten wirken wird. Aber bevor Sie dort nachschlagen, möchte ich noch etwas genauer auf die Bedeutung des Mondes für das richtige Timing eingehen, denn dies ist sehr wichtig. Der Mond hat vier Hauptphasen: Neumond, zunehmender Mond, Vollmond, abnehmender Mond (siehe auch Seite 31). Haben Sie einen Zauber geschrieben, der jedoch nicht so richtig funktioniert, dann sollten Sie ihn vielleicht eher am Ende des zunehmenden Mondes statt zu Anfang wirken, oder andere kleine Veränderungen ausprobieren, wie zum Beispiel beim Morgengrauen statt im Laufe des Morgens. Sie müssen auch wissen, dass Neu- und Vollmond sich nicht nur auf die Nächte beziehen, in denen astronomisch gesehen Neu- und Vollmond herrschen, sondern die gesamte Zeit, währenddessen der Mond so aussieht. Eine Hexe kann also zwei, drei Nächte lang den Mond als Neumond bezeichnen, wenn der Mond am Himmel nicht sichtbar ist. Und Vollmond sind dann die drei Nächte (und Tage), an denen der Mond ganz rund aussieht.

Neumond

Traditionell gibt es zu Neumond keine magischen Aktivitäten, denn es ist die Zeit der Ruhe und Einkehr. Man kann jetzt gut meditieren, die Geister und Ahnen kontaktieren und sich eher spirituell als magisch beschäftigen. Es ist die ideale Zeit, um Zauber zu schreiben und die Zutaten zu beschaffen. Bereiten Sie sich emotional auf die Zauber vor, die Sie zu einer späteren Mondphase wirken werden. Eine Ausnahme bildet die letzte Nacht des Neumonds: Das Auftauchen der neu aufgehenden Mondsichel wird als Auferstehung des Mondes von den Toten gefeiert. Ideal also für Neuanfänge und um langfristige Zauber oder Projekte zu beginnen – zum Beispiel den Kräutergarten anzulegen.

Zunehmender Mond

Das ist die Zeit für jede Form von Magie, die mit Wachstum zusammenhängt, also etwa Geld und Liebe. Diese Mondphase nennt man auch „rechtshändigen Mond", weil die Mondsichel die Form einer Hand hat, wenn der Daumen nach oben weist, und weil die positive/wachsende Magie zu dieser Phase gehört. Wenn Sie Probleme damit haben, Ihre Kräuter am Leben zu erhalten, dann ist jetzt die Zeit für ein wenig positiven Wachstumszauber.

Vollmond

Die Phase des Vollmonds wird von der Muttergöttin regiert und dann ist die Macht des Mondes am stärksten. Es ist eine Periode der Fülle und der Vervollkommnung, also der Zeitpunkt, an dem Sie ein Projekt abschließen, einen langfristigen Zauber zum Ende bringen, Erntedankfeiern abhalten und Dankgebete sprechen für Zauber, die erfolgreich waren. Ein paar wenige Zauber sind genau für diesen Zeitpunkt konzipiert, aber viele Hexen nutzen einfach die Phase des Vollmonds, wenn sie nicht sicher sind, wann der optimale Zeitpunkt wäre, denn die starke, positive Energie passt zu jedem Zauber. Es ist auch die rechte Zeit für Segnungen, sei es als Zauber oder als Ritual.

Abnehmender Mond

Der abnehmende Mond ist die Zeit der Weisen und der Alten. Man nennt ihn auch den „linkshändigen Mond", denn nun hat die Sichel die Form einer linken Hand, deren Daumen nach oben zeigt, und nun ist die Zeit der Minderung und der Abnahme. Für diese Mondphase eignen sich Zauber, mit denen zum Beispiel Gewicht oder Schulden verringert werden sollen, mit denen man negative Gefühle oder Pech vertreiben will, aber auch Schutzzauber gehören dazu. Wenn Sie Ihre Großeltern nach deren Kräuterwissen befragen wollen, dann ist jetzt der rechte Zeitpunkt!

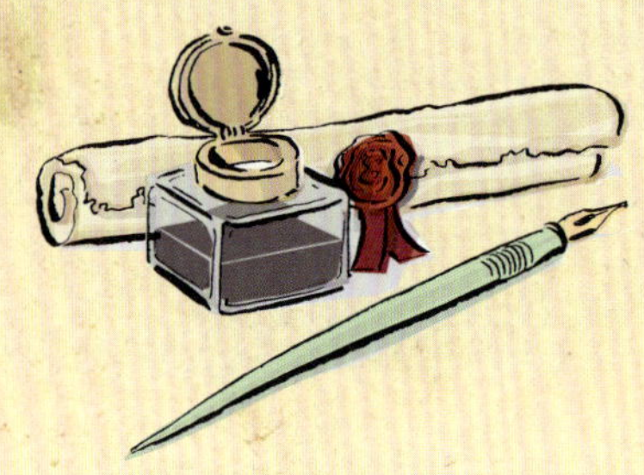

Einen Zauber schreiben

Jetzt geht es wirklich los, Sie schreiben Ihren Zauber. Hurra! Ich finde es am einfachsten, einen Zauber wie ein Rezept zu schreiben: erst eine Liste der Zutaten, dann die Bedingungen auflisten (ob der Zauber an einem bestimmten Wochentag, zu einer bestimmten Mondphase oder einer bestimmten Tageszeit durchgeführt werden soll) und dann Schritt für Schritt die Vorgehensweise erklären. Vergessen Sie auch nicht den kleinsten Schritt – wie eine Kerze Anzünden oder wie die Kräuter genutzt werden –, denn es ist ein ziemlicher Unterschied ob eine Kerze während des ganzen Zaubers brennt oder ob sie nur am Ende angezündet wird, damit man in der Flamme etwas verbrennen kann.

Dann erklären Sie, was mit jedem der zu verwendenden Kräuter geschehen soll: Liegen diese nur auf dem Altar oder werden sie verbrannt? Wenn sie um einen Gegenstand herum verteilt werden, geschieht dies dann im Uhrzeigersinn (um etwas zu bekommen/Energie zu mehren) oder gegen den Uhrzeigersinn (um etwas loszuwerden/Energie zu mindern)? Wenn es auch einen sprachlichen Teil gibt, dann schreiben Sie den ebenfalls auf. Die meisten Zaubersprüche reimen sich. Das rührt aus einer Tradition her, aber auch, weil Reime für das Ohr angenehmer sind und die Energie des Zaubers unterstützen können.

Zaubersprüche reimen sich, weil man sie so besser behalten kann. Früher, als die Hexenkunst noch verboten war, war es gefährlich, die Zauber im Buch der Schatten aufzuschreiben. Alle Zauber wurden von der Hohepriesterin mündlich an die Mitglieder des Covens weitergereicht.

Wenn Sie nicht möchten, dann müssen sich aber die Sätze nicht unbedingt reimen. Machen Sie sich aber Gedanken über die Wörter, die Sie wählen. Auch wenn Sie sehr ärgerlich sind, nutzen Sie keine fluchenden Wörter in Ihrem Schutzzauber, denn die werden nur negativ auf Sie zurückfallen. Überlegen Sie auch, ob Sie nicht einen Vorbehalt in Ihren Zauber einbauen, um sich und das Ziel des Zaubers vor allen unabsichtlichen selbstgefälligen Absichten zu schützen. Das kann ein kurzer Satz sein wie „Wenn es den Göttern gefällt". Damit bitten Sie

„Montags kommt die Heilung leicht
Dienstags wird uns Kraft gereicht.
Mittwochs ich die Zukunft sehe
Donnerstags im Geld ich stehe.
Freitags Liebe ist entbrannt
Samstags ist der Fluch gebannt.
Und am Sonntag, so ein Glück
kehrt die Fröhlichkeit zurück."

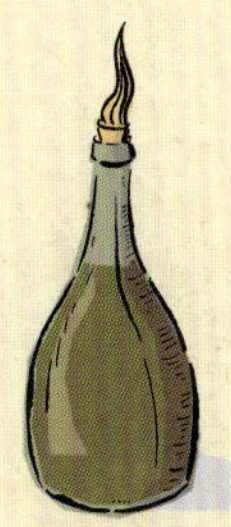

das Universum darum, den Zauber auszubalancieren. Am Ende des Zauberspruchs können Sie ein Kraftwort einbauen, mit dem Sie Ihren Zauber besiegeln und in die Welt hinaus senden, zum Beispiel „So soll es sein", aber auch ein einfaches „Jetzt" reicht aus.

„Der Mond, er hat die Macht,
schnell ist nun Magie gemacht.
Die Sonne, sie hat Kraft,
der Zauber ist vollbracht."

Sie können den Vorbehalt und das Kraftwort auch miteinander verbinden: „Jedem Segen, keinem Pein – so soll es sein."

Wenn Sie einen Kräuterzauber schreiben, dann denken Sie daran, dass Sie dem Kraut schaden könnten! Es ist in Ordnung, etwas von den Kräutern zu ernten, denn dafür sind sie da. Aber nehmen Sie nicht so viel, dass es der Pflanze schaden könnte und sie abstirbt. Wenn Sie in der Natur sammeln, dann nehmen Sie Rücksicht auf andere Hexen und Kräuterkenner, die auch noch etwas abhaben wollen.

Zu guter Letzt

Ist Ihr Zauber nun fertig konzipiert, dann schauen Sie ihn sich noch einmal genau an bezüglich ethischer und moralischer Bedenken:

- Sind Ihre Absichten rein und ist die Magie weiß? Das heißt: Richtet sich der Zauber nicht gegen den freien Willen eines anderen? Sind Sie sicher, dass Ihr Zauber weder Sie noch jemand anderen verletzt, auch nicht unabsichtlich?
- Dass der Zauber niemanden verletzen soll, betrifft nicht nur Sie und die Person, auf die der Zauber sich richtet. Er könnte auch Menschen verletzen, die gar nichts damit zu tun haben: Wenn Sie z.B. in Ihrem Zauber eine Hexenflasche im Wald begraben, dann könnte sie zerbrechen und sich ein spielendes Kind daran schneiden.

Wenn Sie sich nicht sicher sind, wie rein Ihre Absichten beim Schreiben und Wirken eines Zaubers sind, dann können Sie das mithilfe von Wahrsagetechniken herausfinden. Wenn ich zum Beispiel einen neuen Zauber schreibe, dann befrage ich in der Regel meine Tarotkarten über die Zutaten, die Absichten und den möglichen Ausgang des Zaubers.

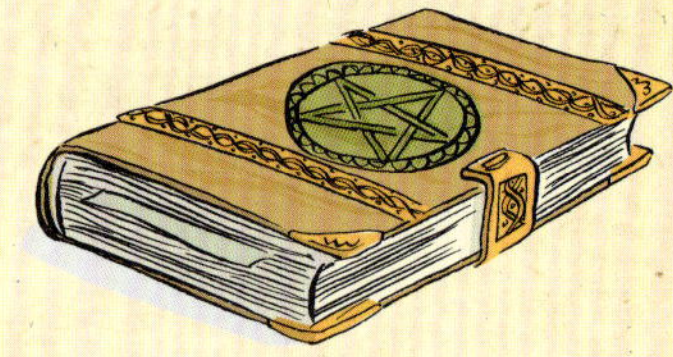

Den Überblick behalten

In alten Zeiten hatten Hexen ein großes Grimoire, ein Buch der Schatten. Das war an sich ein Notizbuch, in das die Hexe ihre Zauber niederschrieb, wie sie gewirkt hatten, welche Änderungen nötig waren etc. Wenn neue Mitglieder in einen Coven aufgenommen wurden, dann bekamen sie auch Zugang zum Buch der Schatten der Hohepriesterin. Sie durften per Hand Kopien anfertigen, entweder von einzelnen Teilen oder gar vom ganzen Buch. Es war eine große Ehre, so viel überliefertes Wissen und alle Zauber ausgehändigt zu bekommen, und damit hatten die neuen Mitglieder eine fundierte Basis, auf der sie ihr eigenes Grimoire aufbauen konnten. Auch heute noch besitzen viele Hexen solch ein Buch, denn es hat etwas Besonderes und Spirituelles, die eigenen Zauber selbst mit der Hand in ein großes Buch zu schreiben. Es gibt sehr schöne ledergebundene Grimoires, aber man kann auch selbst eins binden, mit handgeschöpftem Papier und einem kleinen Vorhängeschloss, um den Inhalt geheim zu halten. Sie können sogar die Farbe der Tinte dem Zauber entsprechend auswählen, also Gesundheitszauber in Blau, Liebeszauber in Rot (oder Drachenbluttinte!) und so weiter.

Magische Tinte

Zutaten

- 3 Tassen Wodka oder reinen Alkohol
- 3 Esslöffel Kaffeepulver
- 2 Esslöffel Zimt
- 1 Teelöffel gemahlene Nelken
- 5 Kampfersamen und Duftgranulat (beides optional)

Eine einfache magische Tinte, mit der Sie Ihr Buch der Schatten schreiben können.

Zubereitung

Mischen Sie alles miteinander in einem luftdichten Behälter. Schütteln Sie es jeden Tag bei Morgengrauen und zur Dämmerung, zwei Wochen lang. Dann sieben Sie den Bodensatz ab und schon haben Sie Ihre magische Tinte. Die Tinte ist bräunlich. Die Farbe können Sie mit einem farbigen Likör wie Blue Curacao oder Rotwein beeinflussen.

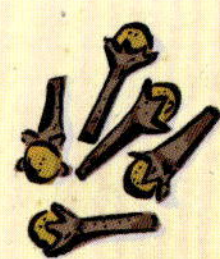

> **Wenn Sie ein elektronisches Buch der Schatten auf Ihrem Computer haben, dann schützen Sie Ihren Computer vor einem Absturz, wenn Sie einen Amethyst oben drauflegen. Sichern Sie Ihre Dateien trotzdem regelmäßig. Das ist auch online möglich, etwa bei Google/Dokumente.**

Bevor Sie Ihren Zauber in Ihrem Buch der Schatten zu Papier bringen, empfehle ich, ihn zunächst auf ein Notizblatt zu schreiben. So können Sie noch Änderungen machen, wenn Sie nach dem ersten Versuch meinen, er sollte doch an einem anderen Wochentag oder mit anderen Kräutern durchgeführt werden. Heutzutage muss man nicht mehr fürchten, für die Hexerei verurteilt zu werden, aber wenn es ein paar persönliche Zauber gibt, von denen Sie nicht möchten, dass andere sie lesen, dann können Sie sie „unsichtbar" machen, indem Sie mit Zitronensaft schreiben oder den Zauber in einer Fremdsprache, die Sie gut können, verfassen.

Wir leben in modernen Zeiten und das Besondere an der Hexenkunst ist, dass sie nahtlos Tradition und alte Weisheiten mit modernem Wissen und Möglichkeiten verbindet. Also führen viele Hexen heute ihr Buch der Schatten auf dem Computer. So kann man leichter etwas abändern, die Zauber sind schnell mit anderen Mitgliedern des Covens zu teilen und auch die Suche nach bestimmten Zaubersprüchen ist viel einfacher. Wenn Sie sich entscheiden, Ihr Buch der Schatten online zu führen, dann sollten Sie es mit einem Passwort vor ungebetenen Blicken schützten, auch wenn nur Sie den Computer benutzen. Das schützt nicht nur Ihre Privatsphäre und die Zauber, an denen Sie so lange gearbeitet haben, sondern beugt auch Missverständnissen vor. Mancher, der einen Zauber zufällig liest, findet das – aus dem Kontext gegriffen – vielleicht befremdlich oder denkt, es sei Schwarze Magie. Das Buch der Schatten in elektronischer Form macht es auch möglich, immer wieder Notizen hinzuzufügen. Jedes Mal, wenn Sie einen Zauber wirken, schreiben Sie auf, wann das war, was es Besonderes gab (auch Kleinigkeiten: das Telefon klingelte und Sie waren abgelenkt; ein Vogel saß auf Ihrer Fensterbank und flog weg, als Sie die Kerze ausbliesen). Einen Mondzyklus nach dem Zauber tragen Sie die Ergebnisse in Ihr Buch ein. Wenn Sie schon früher Erfolge erkennen können, dann natürlich entsprechend eher. Und sehen Sie erst nach ein paar Monaten ein Ergebnis, dann blättern Sie wieder zurück zu Ihrem Zauber. Aber meistens dauert es weniger als einen Monat lang, wenn der Zauber funktioniert, also ist der Mondzyklus ein guter Richtwert, um nach Ergebnissen Ausschau zu halten.

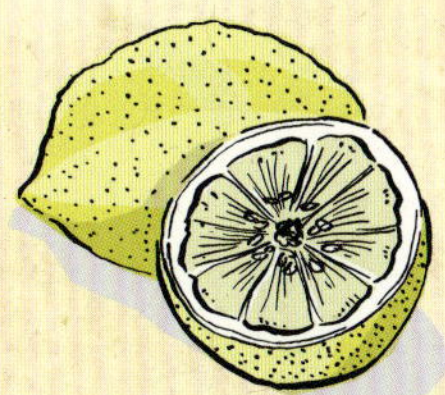

Tabellen magischer Verbindungen

FARBEN UND IHRE MAGISCHEN ENTSPRECHUNGEN									
	Rosa	**Rot**	**Dunkelrot**	**Hellgrün**	**Dunkelgrün**	**Hellbraun**	**Braun**	**Gold**	**Weiß**
Primäre Magie	Liebe	Sex	Abwehr	Einstellung ändern	Reichtum	Reisen	Arbeit	Geld	Frieden
Sekundäre Magie	Harmonie	Leidenschaft	Lebenskraft	Wetter	Fruchtbarkeit	Gebäude	Tiere	Schönheit	Läuterung
Kraut	Roter Klee	Chili	Rote Kräuter	Mutterkraut	Irisch Moos	Ingwer	Alraune	Polei-Minze	Kamille

KRÄUTER UND ZAUBER (ZWECK)									
	Liebe	**Sex**	**Fruchtbarkeit**	**Arbeit**	**Geld**	**Schutz**	**Freundschaft**	**Fluchbrecher**	**Glück**
Primäres Kraut	Zimt	Rote Pfefferkörner	Alraune	Irisch Moos	Basilikum	Nelke	Baldrian	Bergamotte	Muskat
Sekundäres Kraut	Jasmin	Chili	Patschuli	Thymian	Polei-Minze	Senf	Kardamom	Knoblauch	Roter Klee
Stein	Rosenquarz	Granat	Smaragd	Tigerauge	Malachit	Amethyst	Bernstein	Onyx	Obsidian
Farbe	Rosa	Rot	Grün	Braun	Gold	Weiß	Gelb	Schwarz	Silber
Gott	Eros	Pan	Amun	Lugh	Ra	Atlas	Baldr	Osiris	Odin
Göttin	Aphrodite	Venus	Cerridwen	Demeter	Oshun	Artemis	Hestia	Persephone	Athena

ELEMENTE UND IHRE MAGISCHEN ENTSPRECHUNGEN				
	Erde	**Luft**	**Feuer**	**Wasser**
Himmelsrichtung	Norden	Osten	Süden	Westen
Farbe	Braun	Gelb	Rot	Blau
Stein	Tigerauge	Diamant	Opal	Aquamarin
Mag. Werkzeug	Pentagramm	Zauberstab	Athame	Kelch
Jahreszeit	Herbst	Frühling	Sommer	Winter
Tier	Hirsch	Vögel	Salamander	Fisch
Altarsymbol	Salz	Räucherwerk	Kerze	Wasser
Tageszeit	Morgen	Dämmerung	Mittag	Nacht
Gott	Cernunnos	Toth	Loki	Poseidon
Göttin	Demeter	Arianrhod	Brigit	Venelia
Magie	Innere Kraft	Intuition	Energie	Reinigung

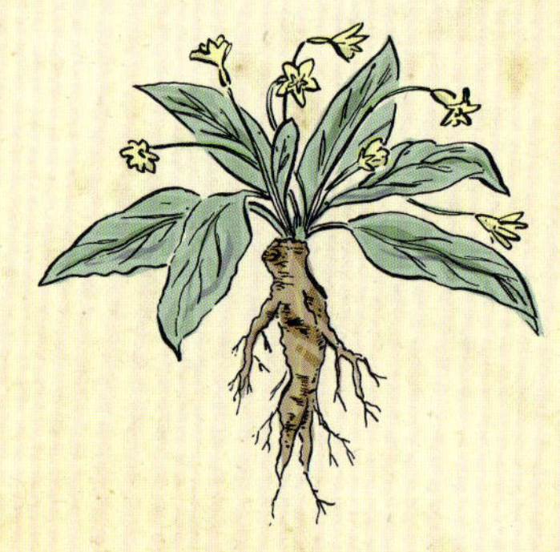

Gelb	Schwarz	Silber	Orange	Blau	Dunkelblau	Grau	Lila	Lavendel
Freundschaft	Fluchbrecher	Glück	Gerechtigkeit	Gesundheit	Zuversicht	Ahnen	okkultes Wissen	übersinnl. Bewusstsein
Prüfungen	Schutz	Spiel	Führung	Heim	Weisheit, Schutz	Geduld	Kraft	Segen
Zitronella	Schwarz	Augentrost	Oregano	Rosmarin	Distel	Salbei	Schnittlauch	Lavendel

Gerechtigkeit	Gesundheit	Zuversicht	Feen	Ahnen
Eisenkraut	Kamille	Estragon	Distel	Zitronenmelisse
Dill	Mutterkraut	Majoran	Wacholder	Weinraute
Topas	Türkis	Bergkristall	Mondstein	Hämatit
Orange	Blau	Dunkelblau	Regenbogen	Grau
Forseti	Apollo	Zeus	Loki	Anubis
Maat	Brigit	Isis	Morrigan	Arianrhod

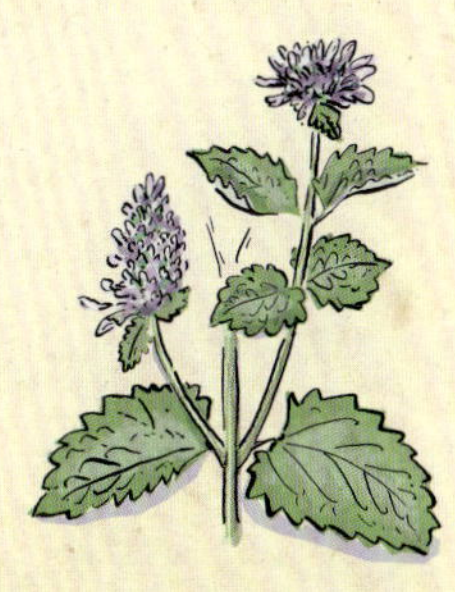

KRÄUTER UND WOCHENTAGE

	Montag	Dienstag	Mittwoch	Donnerstag	Freitag	Samstag	Sonntag
Kraut	Fenchen	Chili	Augentrost	Basilikum	Zimt	Nelke	Sternanis
Magie	Heilung	Kraft	Wahrsagen	Geld	Liebe	Schutz	Zufriedenheit
Gott	Mond	Mars	Merkur	Jupiter	Venus	Saturn	Sonne
Farbe	Silber	Rot	Lila	Blau	Rosa	Grau	Gold
Stein	Opal	Rubin	Amethyst	Saphir	Rosenquartz	Bergkristall	Kameol

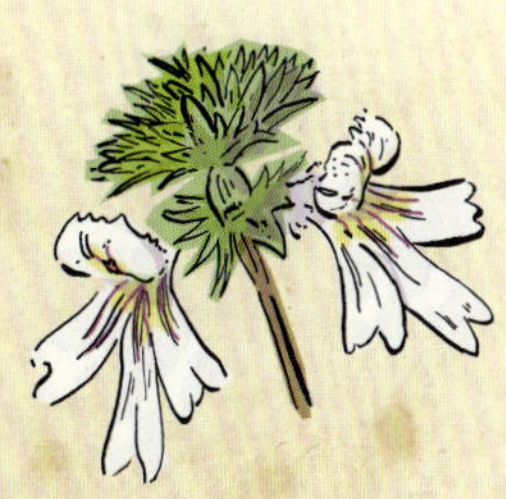

Glossar

ABWEHR
Magischer Schutz

ATHAME
Ein rituelles Messer, mit dem keine wirklichen Gegenstände geschnitten werden. Man nutzt es vielmehr als Energieträger und für magische Rituale. Beispielsweise tunkt man die Spitze der Klinge in eine Schüssel mit Kräutern, die auf dem Altar steht. Auf diese Weise führt man den Kräutern magische Energie zu, damit sie später beim Zaubern oder für heilende Tees genutzt werden können.
Traditionell hat das Messer einen schwarzen Griff.

BUCH DER SCHATTEN
Das Tagebuch einer Hexe, in das sie ihre Zauber und Zaubersprüche niederschreibt. Heutzutage oft online geführt.

ESBAT
Das Zusammentreffen eines Hexenzirkels, in der Regel bei Vollmond.

GRIMOIRE
siehe: Buch der Schatten

HANDFASTING
Wicca-Hochzeit

HOHEPRIESTER/IN
Leiterin und Lehrerin eines Hexenzirkels

KESSEL
Ein großer Topf oder eine Schüssel, traditionell schwarz, den Hexen nutzen, um magische Lebensmittel zuzubereiten oder um aus dem Wasserspiegel wahrzusagen.

HEXENZIRKEL
Eine Gruppe Hexen, die regelmäßig zusammen zaubert.

PENTAGRAMM
Ein fünfzackiger Stern ohne einen Kreis, obwohl man den Begriff häufig als Synonym für Pentakel verwendet. Beim Pentakel ist um den Stern herum ein Kreis abgebildet.

SCHUTZGOTTHEIT
Eine Gottheit, der Sie sich besonders nahe fühlen.

TALISMAN
Ein magisches Amulett.

ÜBERNATÜRLICH / ÜBERSINNLICH
Eine Person kann besonders empfänglich auf übernatürliche Energien und Wesen der anderen Welt reagieren.

VISUALISIERUNG
Sich etwas gedanklich vorstellen. Auch eine sehr tiefe Meditation.

WAHRSAGEN
Die Zukunft vorhersagen mit Tarotkarten, Runen, etc. oder durch Schauen in einen Spiegel, eine Kristallkugel oder in ein mit Wasser gefülltes Gefäß.

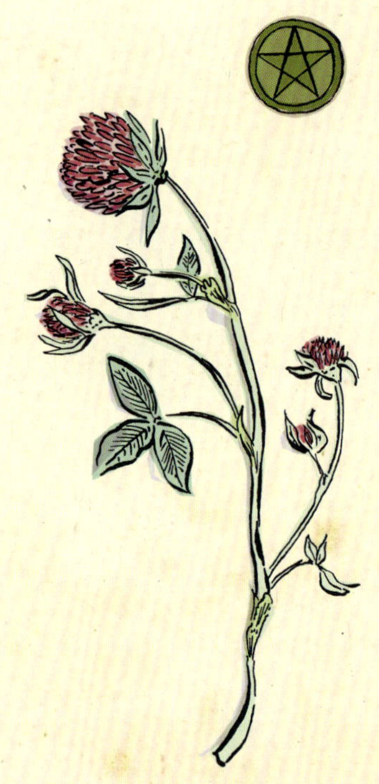

Weiterführendes...

Websites zum Thema

www.zauber-pflanzen.de
Hier finden Sie alles über Zauberpflanzen in Legende, Brauchtum und Praxis - Kräuter, Gehölze, Stauden und Blumenzwiebeln in den Gärten einst und heute.

www.hexenkueche.de
Die Rezeptsammlung zur alternativen Herstellung von Alltagsprodukten.

www.arche-noah.at
Die Website der Gesellschaft für die Erhaltung der Kulturpflanzenvielfalt & ihre Entwicklung.

www.heilkraut-ratgeber.de
Der Ratgeber für Heilkräuter und ihre Wirkung bei Krankheiten.

www.heilpflanzen-katalog.de
Ein allgemeinen Überblick über die Verwendung gebräuchlicher Heilpflanzen.

www.hexenvonheute.de
Hier dreht sich alles um weiße Magie - wie wir modernen Menschen in unserer Welt wahre Hexen sein können.

www.kraeuter-verzeichnis.de
Viel Wissenswertes über die „Apotheke des kleinen Mannes", Frauenkräuter und Schönheitsrezepte.

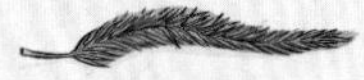

Literaturhinweise

Handbuch der Natur- und Elementarmagie Scott Cunningham
Arun 2010
ISBN 978-3866630505

Enzyklopädie der magischen Kräuter
Scott Cunningham
Schirner 2006
ISBN 978-3897675032

Magie in der Küche: Mit Liebe kochen Scott Cunningham
Smaragd 2005
ISBN 978-3926374363

Gärtnern nach dem Mond mit Maria Thun: Aussaattage, Pflanzzeiten, Erntetage Maria Thun
Kosmos 2009
ISBN 978-3440121931

Der Heilige Kreis: Ein Medizinbuch für Frauen Scout Cloud Lee
Arun 2009
ISBN 978-3935581257

Medizin der Erde: Heilanwendung, Rezepte und Mythen unserer Heilpflanzen Susanne Fischer Rizzi
AT Verlag 2005
ISBN 978-3038002192

Weidenfrau und Wiesenkönigin: Magie und Heilwissen aus der Natur
Luisa Francia
Nymphenburger 2009
ISBN: 978-3485011693

Kräuterkunde Wolf-Dieter Storl
Aurum in J. Kamphausen 2006
ISBN 978-3899013726

Pflanzenzauber (DVD)
Wolf-Dieter Storl
Aurum in J. Kamphausen 2011
ISBN 978-389901408200

Das keltische Pflanzenorakel (Kartenset mit Buch)
Phillip Carr-Gomm
Aurum in J. Kamphausen 2008
ISBN 978-3899011388

Wilde Weisheit (CD)
Phillip Carr-Gomm
Aurum in J. Kamphausen 2009
ISBN 978-3899012118

Weisheit der Natur
Phillip Carr-Gomm
Aurum in J. Kamphausen 2009
ISBN 978-3899011814

Der Jahreskreis Martina Kaiser
Aurum in J. Kamphausen 2006
ISBN 978-3899010497

Das Heilwissen der weisen Frauen
Stefanie Glaschke
Lüchow 2008
ISBN 978-3783190380

Index